セラピストのための
行動活性化ガイドブック

〈うつ病を治療する10の中核原則〉

クリストファー・R・マーテル／ソナ・ディミジアン／ルース・ハーマン-ダン [著]

坂井誠　大野裕 [監訳]

Behavioral Activation for Depression: A Clinician's Guide
by Christopher R. Martell, Sona Dimidjian, and Ruth Herman-Dunn

創元社

監訳者まえがき

　本書は、現在注目されている第三世代の認知行動療法の中でも、最もエビデンスを出している「行動活性化」について紹介したものです。本書を読んでいただければわかると思いますが、行動活性化というのは、今まで意識しないで続けてきた行動パターンを変えることでうつ状態を改善するアプローチです。それは、行動を通してやる気を出す方法であるとも言えます。

　このように書くと、読者の中には疑問を持つ方がいらっしゃるでしょう。うつ病のときにはまず休養が大事だと言われています。それなのに行動を勧めるというのは、いったいどういうことだろう。そうした疑問がわいてくるはずです。

　確かに、重篤なうつ状態のときには心身を休めることが必要です。動けないのに無理に動かそうとするのは、治療的には逆効果です。それはそうなのですが、だからといって、休んでいるだけでは気持ちは上向いてきません。私たちの気持ちが前向きになるのは、何か行動をして「良かった」という体験をしたときです。「良かったからまたやってみよう」と考えるわけです。

　うつ病の人は行動を起こすのが苦手です。行動をしてさらに苦しくなるのではないかと心配になるからです。そのために、いろいろな場面を避けるようになります。その中には、気持ちが軽くなる可能性のある行動も含まれています。そのためにうつ状態が改善しないこともあるのです。うつ状態が続く大きな原因は、こうした回避行動にあります。この回避行動を、気持ちが軽くなる可能性のある行動に変えていくことでうつ病を治療しようというのが、行動活性化の基本的な考え方なのです。

　もちろん闇雲に動けばいいわけではなく、それには一定の手順があります。その効果的な手順を紹介したのが本書です。

　例えば、うつ状態を改善する可能性のある行動を行うためには、自分の行動を振り返る必要があります。私たちは、自分の行動を意識することが少ないからです。私たちはほとんど無意識に行動していますが、だからこそ、いろいろなことを支障なくできています。ひとつひとつ考えながら行動していたのでは、時間がかかってしようがないでしょう。

i

しかし、うつ状態になると、そうした行動が逆に本人を苦しめるようになることがあります。横になってゆっくり休んでいるつもりが、気がつくと横になったまま考え事をしていて、そのためにつらくなっているということが少なくありません。だから振り返り、つまりセルフモニタリングが必要になるのですが、その具体的な方法については、本書に詳しく、わかりやすく書かれています。

　その意味で、本書は、専門家はもちろん、うつ病に苦しんでいる人やご家族にもきっと役に立つと私は考えています。

2013年7月

大野　裕

序　文

　本書の目的は、理論的なオリエンテーションの如何を問わず、多くの臨床家に行動活性化（behavioral activation）を活用する知識を身につけさせることである。著者らは十分にこの目的を達成し、すばらしい著書を出版された。行動活性化のセラピストとクライエントに有益な、たくさんの行動的技法が記述されている。

　仮に心理療法を、どの程度構造化されているかという連続体で考えた場合、行動活性化は最も構造化されていると位置づけられるだろう。同時に、この治療法は、患者の個人的なニーズを配慮したオーダーメイドなものでなければならないために、セラピストの側にかなりの柔軟性、革新性、そして有効性を調べるための実験が求められる。それゆえ、本書に記述されている多くの手続きが役に立つ。行動活性化のセラピストは、指示的ではあっても、非審判的で、クライエントと協同的であることが重要であると、著者らが考えていることにも感銘を受けた。有能な行動活性化のセラピストは、決して受動的ではない。

　行動活性化には、活動スケジュールのような特有の技法があるが、問題解決法、問題行動としての思考の治療、回避への焦点づけ、再発予防など、他の認知行動的アプローチと共有する技法も多い。

　行動活性化に関する包括的で詳細な記述を見ていくと、それぞれの章は、具体的な課題、問題、そして疑問にわかりやすく焦点を当て、治療のプロセスを促進させる行動について説明されている。行動活性化の専門家として認められている著者らは、このアプローチに深くコミットし、この技法を用いる研究者として、そして臨床家として、優れた実績を残された。

　著者らは、うつ病以外の問題、例えば、他の医学的疾患への対処や、認知症高齢者の介護に苦しむ人々への行動活性化の応用可能性については、簡単に言及されているのみである。また、臨床家によって介入の仕方は異なるだろう。患者によっても治療への反応は異なるだろう。このような個人差に関する問題も残されているようだ。これらは、今後の研究で取り組むべき重要な課題であろう。

　本書は、有能なセラピストを訓練するという明確な意図があり、臨床家は実践

の中で上手に活用することが可能である。研究者にとっても、セラピストのスキル形成のためのさまざまな訓練形態の有効性を評価する上で役に立つ。私たちの分野に極めて重要なリソースをもたらした著者らに拍手を送りたい。

オレゴン大学
ピーター・M・レヴィンソン、PhD

はじめに

　臨床研究と臨床実践には転機が訪れている。これらの領域は課題に満ちた歴史であった。例えば臨床家は、多くの調査研究は日々の臨床実践の現実とはほとんど関連性がないという懸念を示し、研究者に不信感を抱いてきた。調査研究に参加するクライエントの基準と、臨床家が治療する実際のクライエントとの類似性のなさに異議を唱えてきた。さらに臨床家は、臨床現場で経験的に支持されてきた治療法の腕を磨き、多くのクライエントに短時間で、しかも資金不足の中でサービスを提供するという、多様で競合する要求に対処しなければならない。そのような頻繁に変化する労働環境の中で、調査研究によって得られた結果が、本当に妥当性を持つのか疑問視してきた。

　しかし、ここ数十年、臨床研究と臨床実践の連携が強く求められている。私たちは心理療法の実践家を念頭に本書を執筆した。私たちは過去10年間、行動活性化の臨床研究と実践に没頭してきた。本書は、臨床実践家に重要かつ有益となるように、研究と実践の経験を統合する努力を反映したものとなっている。

　私たちは治療の開始から終結に至るまでセラピストを導く、行動活性化の10原則を紹介し、セラピストが利用できる中核となる戦略を詳しく紹介した。また、臨床家がクライエントと協同しながら利用できる、ホームワーク記録表とハンドアウト資料を用意した。そして、本書の至るところで事例を紹介しながら、臨床的な戦略を論じた。これらの事例は、すべて実際のクライエントに基づいたものであるか、そこからヒントを得たものである（個人情報は守られるよう配慮している）。また、私たちは自らの経験から、セラピストが困難に直面することもあると予想している。治療は常にうまくいくとは限らない。治療しないことが、あらゆる問題の解決策であることもある。失敗したときは常に謙虚な気持ちになった。私たちはこうした経験を本書に注ぎ込んだ。治療がうまくいっているとき、あるいは問題が発生したとき、本書が実践的で刺激的であると気づいてもらえることを望んでいる。私たちは研究と実践との乖離を埋めることに取り組んできた。実践家、科学者、学生向けに書かれた本書によって、行動活性化がさらなる

研究テーマとなるだけではなく、うつ病のクライエントが豊かで価値のある生活を構築できるよう支援する上で、多くのセラピストが行動活性化を正しく実践できるように願ってやまない。

謝　辞

　本書の企画に惜しみなく時間を割き、関心を払っていただいた人で、感謝の気持ちを表したい人がたくさんいる。
　シアトルで行われたワシントン大学うつ病治療研究は、行動活性化を概念化する発祥の地であり、その研究に携わった人々は、これまでの10年間私たちの考えを導いてくれる重要な存在であった。そのときから一緒に研究を続けてきた研究参加者と、すべてのクライエントに謝辞を送りたい。私たちの研究は、彼らの献身と努力によって触発され、形作られてきた。行動活性化の研究者であり、敬愛する友人であり、同僚である、ロバート・J・コーレンバーグ博士、スティーブン・D・ホーロン博士、キース・S・ドブソン博士、カレン・B・シュメリング博士、マイケル・E・アディス博士、デイビッド・L・ダナー博士に感謝する。それから、ロバート・ギャロップ博士は統計学に長けており、かけがえのない協力者であった。最後に、マーシャ・M・リネハン博士からはいろいろな意味で刺激を受け、そして指導を受けてきた。特定のクライエントのコンサルテーションを受けるときであっても、彼女の自宅で夕食をともにしながら行動療法について話し合うときであっても、私たちは彼女から理論と技術についてのすばらしい洞察を得て、心地よく考えを精緻化することができ、そしてこの研究を継続する重要性についての情熱を共有することができた。
　同僚や友人との長年にわたる多くの会話によっても、私たちの考えや理解は研ぎ澄まされていった。特に、ヴァージニア・ラター博士の継続的なサポート、友情、英知に感謝する。クリス・ダン博士、デイビッド・マークレイ博士、リンダ・ディメフ博士、サラ・ランデス博士、サンドラ・コフマン博士とは、理論と技術に関する刺激的な議論を交わすことができた。当時は彼らが貴重な貢献をしているということに必ずしも気づかなかったが、本書を出版する助けになった。エリック・ウッドコック理学士は、ACTIVATEという頭字語の発案者であり、行動活性化に関連するいくつかのプロジェクトですばらしい支援ならびにコーディネートをしていただいた。
　臨床家で研究者でもあるティナ・ピットマン－ウェイガース博士、サミュエ

ル・ハーブレイ文学士、ローズリンダ・カイザー修士には、最終原稿の推敲をお願いした。心から感謝する。ジョアン・ダル博士とアンナ・スースブリック博士は、優秀な研究者であり臨床家であるが、彼女たちからはこの企画を自信を持って完成させるようフィードバックをいただいた。

ギルフォード出版社の人々の重要な貢献にも、謝辞を送りたい。ジム・ナゲット編集主任、ジェーン・ケイサー編集補佐、ケリー・K・ウェアリング・ジュニア原稿整理編集者、ルイス・フランカス制作編集主任、そして名前はわからなかったが、私たちの最初の企画書と草稿を読み、このプロジェクトを冷静に評価していただいた人にも、その貢献に感謝する。

クリストファー・R・マーテルは、とてもサポーティブで、気立てがよく、そして思いやりのあるパートナーであるマーク・E・ウィリアムズに感謝する。優れた文章能力の持ち主である彼からは、多くの文章を丁寧に読んでコメントをもらい、編集上のすばらしいアドバイスを受けた。姉のキャサリン・ボークマンとアニータ・ボーガルト、弟のポール・マーテルにも感謝する。本書の執筆中、根気強いサポートを受けた。

ソナ・ディミジアンは、チャック・ラングドンに感謝する。彼は、人生における、そして愛情、仕事、育児における、かけがえのないパートナーである。毎日の数え切れないほどのサポートと、本書執筆の重要性への揺るぎない自信は、とても効果があった。ヴァージニア・ラターの大切な友情に対しても感謝する。ニール・S・ジェイコブソンが残したものとのつながり、彼女自身の英知、才能、強さによって、本書の執筆に計り知れない影響を受けた。最後に、娘のセリナ・ラングドン−ディミジアンに感謝する。娘がみせる日々の楽しみ、驚き、喜びのおかげで、全力を尽くすことを再認識させられた。

ルース・ハーマン−ダンは、夫のクリストファー・ダンに深く感謝する。的確なアドバイスと、機知に富んだユーモアをいつもいただいた。兄のエドワード・ハーマンにも感謝する。愛情のこもったサポートと、行動活性化に関して夜遅くまで精力的な議論を交わしてくれた。最後に、娘のエリーに感謝する。「とても忙しい」という頻繁な私の口癖に我慢をしてくれたし、今この瞬間の重要性を思い出させてくれた最愛の娘である。

目次

監訳者まえがき　i
序　文　iii
はじめに　v
謝　辞　vii

第1章　序論──行動活性化の歴史 ……………………………… 3
物語の始まり　4
うつ病治療の構成要素　4
行動的アプローチの原点　7
行動活性化のエビデンス　13
行動活性化と関連性のある治療法　15
要　約　17

第2章　行動活性化の中核原則 ……………………………… 19
導　入　22
うつ病の行動活性化　23
10の中核原則　24
要　約　36

第3章　治療の構造とスタイル ……………………………… 39
導　入　41
行動活性化の基本構造　42
各セッションの構造化　48
セラピストのスタイル　55
要　約　63

第4章　抗うつ効果のある行動の同定　65

　　　導　入　66
　　　目標のアセスメント　67
　　　行動アセスメントの基本　68
　　　活動記録表によるアセスメント　74
　　　活動記録表検討後のターゲット　90
　　　要　約　92

第5章　活動のスケジュール化と構造化　93

　　　導　入　94
　　　クライエントの活性化　95
　　　全か無かの活動への対抗　108
　　　要　約　111

第6章　問題解決と回避への対応　113

　　　導　入　114
　　　従来の問題解決法と行動活性化での利用　115
　　　一次的問題と二次的問題　119
　　　問題解決と回避　120
　　　回避する傾向と変化への挑戦の認証　122
　　　行動活性化での問題解決と回避の修正　126
　　　要　約　131

第7章　反すう思考と問題行動　135

　　　導　入　136
　　　反すうとうつ病　136
　　　反すうのアセスメント　140
　　　反すうへの介入　144
　　　要　約　154

第8章　トラブルシューティング……………………………………155

　　　導　入　158
　　　活性化への挑戦　158
　　　セラピストのスタイルとスタンス　159
　　　失敗の発見　163
　　　共通した問題　165
　　　要　約　175

第9章　結び――再発予防と行動活性化の未来…………177

　　　導　入　178
　　　再発予防の重要性　179
　　　行動活性化のこれから　188
　　　すべてをまとめる　191
　　　要　約　194

付録1：うつ病のクライエントのための記録表とワークシート　196
付録2：治療ノートと週間治療計画　206
付録3：治療ノートと治療終結後の計画　207
付録4：セラピストのためのACTIVATEシート　208

文　献　210
索　引　219
監訳者あとがき　223

セラピストのための行動活性化ガイドブック
うつ病を治療する 10 の中核原則

この本を私たちの友人であり、同僚、そして行動活性化の指導者であった、故ニール・S・ジェイコブソンに捧げる。

私たちは、行動活性化に関する彼の先見性に、生涯恩恵を受け続けるであろう。

彼についての記憶は、私たちのすべての研究、執筆、そして臨床活動に影響を与えている。

Behavioral Activation for Depression: A Clinician's Guide
by Christopher R. Martell, Sona Dimidjian, and Ruth Herman-Dunn
Copyright © 2010 by The Guilford Press
A Division of Guilford Publications, Inc.
Published by arrangement with Guilford Publications, Inc., New York
through Tuttle-Mori Agency, Inc., Tokyo

本書の日本語版翻訳権は、株式会社創元社がこれを保有する。本書の一部あるいは全部についていかなる形においても出版社の許可なくこれを使用・転載することを禁止する。

第1章 序論——行動活性化の歴史

> 過去は忘れ去られることはない。過ぎ去ることなどはない。
> ウィリアム・フォークナー（1897〜1962）

　本書は、行動活性化（behavioral activation）について書かれた書籍である。行動活性化は効果的なうつ病の治療法であると同時に、他の精神障害に対しても有効な心理療法である。本書は、さまざまな理論的オリエンテーションに立つセラピストに配慮しながら執筆されている。行動活性化はそれ自体独立した治療法であるが、同時に、標準的なうつ病の認知行動療法（cognitive-behavior therapy）の重要な一部分でもある。本書で示す治療原則は、認知行動療法のフレームワークで臨床を行っていないセラピストや、特定のクライエントには構造化が必要であると感じているセラピストにとっても有益なものとなるだろう。

　行動活性化は過去40年の間に、さまざまに形を変えてきたが、近年は、臨床研究の成果をもとに新たな関心を集めている。しかし、すべての研究や科学的な発見の裏側には、物語が存在している。学術論文を読めば重要な研究データを知ることはできるが、どのように研究が実社会で発展してきたのか、誰が治療原則や治療法の発展に貢献してきたのかという物語は、必ずしも知ることはできない。本書では、行動活性化の諸原則や戦略をどのように実践に生かしていくかを紹介するが、その前に、行動活性化の発展と研究の歴史をみなさんと分かち合いたい。この物語を楽しんでいただきたい。

物語の始まり

　物語を始めるのにふさわしいポイントはいくつかあるが、私たちの同僚であり指導者でもあった、ニール・S・ジェイコブソン（Neil S. Jacobson）の思い出話から始めることにする。彼は、1999年に行動活性化に関する研究半ばで生涯の幕を閉じた。彼にとって、科学の営みとは懐疑主義に徹することを意味していた。「厳密で厳しい経験主義の洗礼を受けていない変容理論、治療モデル、基本的信条、そして仮説は受け入れない」人であった（Dimidjian, 2000, p.1）。彼は一般論に挑戦し、特定のモデルを作り出そうとした。しかし、彼の科学的な懐疑主義は、論争ではなく、慈悲の心から生まれていた。治療効果が長続きし、臨床家に簡単に広めることのできる、短期の介入法を追求していた。

　彼はまた、うつ病の治療を「欠損モデル（defect models）」によって広めることを批判した。なぜなら、欠損モデルはうつ病の原因を、個人の内的な欠損に求めるからである。対照的に、彼は個人をうつ病治療の全体的な文脈（context）から理解しようとした。うつ病を理解し治療に取り組む際は、個人の外側（outside the individual）をみるように勧めた。うつを和らげるコツは、生活状況を変化させることにあるというのが彼の仮説であった。それでは、このような臨床的な変化を促進させるための科学において必須な2つの要素である、懐疑主義と慈悲の心を持ちながら、行動活性化の物語を始めていきたい。

うつ病治療の構成要素

　行動活性化の背景にある理論は、過去30年間にわたる、うつ病の理解と症状緩和のための研究の歴史に由来している。うつ病治療の研究は認知療法（cognitive therapy）に最も集中していた。アーロン・T・ベック（Aaron T. Beck）によって開発された認知療法は、生活の状況をどう考えるかが気分や行動に影響を与えるという仮説に基づいている。人は抑うつ的になると、抑うつを悪化させるような考え方をする。認知療法では、そのような抑うつ的な思考や信念を同定し、それがどのような影響を及ぼすかを評価し、そして、そのような思考パターンを変容させることに焦点を当てる。最も重要な仮説は、現実的な思考ができるようになれ

ば気分は改善する、というものである。認知療法では多くの治療戦略が用いられているが、3つの主要なカテゴリーに分類可能である。すなわち、さまざまな状況での人の振る舞い方を変容させる行動的戦略、特定の状況での人の考え方を変容させる認知的戦略、そして、人が自己・世界・将来について抱いている持続的な中核信念を変容させる認知的戦略である。もちろん、認知療法では認知的戦略が重視されている。重篤なうつ病患者には、最初は行動的戦略が重視されるが、認知的戦略に移行させていくことが目標となる。ベックらは認知療法の治療マニュアルの中で、行動的戦略の使用を次のように記述している。「認知療法における行動的技法の最終的な目的は、ネガティブな態度を変容させることにある」（Beck et al., 1979, p.118）。

厳密な臨床試験を含む最近の研究の多くは、認知療法の有効性を証明している（DeRubeis et al., 2005；Hollon et al., 2005）。しかし、これらの研究はいくつかの重要な疑問に答えていない。認知療法が有効なことは明らかではあるが、本当はどのように機能しているのだろうか？　何が有効な構成要素なのだろうか？　3つの治療戦略すべてが必要なのだろうか？　行動的戦略だけでは認知療法の効果を説明できないのだろうか？

これらの疑問に取り組もうとした一連の研究がある。ツァイスら（Zeiss et al., 1979）の初期の研究は、うつ病患者は特定の治療構成要素に関係なく改善することを明らかにした。外来のうつ病患者が、認知再構成、対人関係スキル訓練、快出来事スケジュール（pleasant events scheduling）のいずれかの技法で治療された。その結果、すべての治療がうつを消退させることに成功した。ツェットルら（Zettle & Rains, 1989）は3種類のグループ療法、すなわち完全な認知療法、部分的な認知療法、そして包括的距離化（comprehensive distancing）と呼ばれる機能文脈的アプローチを比較した。そして、すべてのグループで、治療12週目と治療終了2カ月後のフォローアップ時に、有意なうつの改善が認められたと報告した。スコギンら（Scogin et al., 1989）は、認知に焦点を当てた読書療法群と行動に焦点を当てた読書療法群の治療効果は同程度であり、両群ともにコントロール群よりも優れていることを明らかにした。

おそらく最も影響力のある研究は、認知療法の治療構成要素を検討したジェイコブソンら（Jacobson et al., 1996）の構成要素分析研究であろう。一般にこの種の

研究では、どの治療構成要素が有効であるのかを明らかにする目的で、異なった治療構成要素がそれぞれ比較される。彼らの研究では、150名のうつ病患者が3つの治療条件の1つに無作為に割り振られた。3つの条件とは、第1条件群（行動活性化）、第2条件群（行動活性化と自動思考の認知再構成）、第3条件群（行動活性化、自動思考の認知再構成、そして中核信念の認知再構成を含むフルパッケージの認知療法）であった。

第1条件群では、次章以降で詳しく述べる予定の、活動スケジュール、達成感／楽しさの評定、段階的な課題割り当てなどの、行動的戦略が適用された。第2条件群では、行動的戦略と、特定状況で自動思考を修正する認知的戦略が適用された。第3条件群では、第1、第2条件で使用されるすべての治療戦略が適用可能であり、必要に応じて、自己・世界・将来についての中核信念の修正が試みられた。これは、ベックら（Beck et al., 1979）やジュディス・S・ベック（J. S. Beck, 1995）の治療マニュアルにある、フルパッケージの認知療法である。

セラピストはすべての条件群の治療を担当するが、実は、彼らはフルパッケージの認知療法を好んだ。彼らは割り振られたすべての患者に認知的概念化を行い、行動活性化単独では自分の臨床能力を発揮できないと、もどかしさを感じていた。そして、自分の担当患者が行動活性化群に割り振られたときは落胆した。行動活性化の治療効果は低いと考えていたのである。

しかし、驚くべき結果が待っていた。うつ病の急性期の治療効果においても、治療終了2年後のフォローアップ時の再発予防効果においても、3群に有意な差は認められなかった（Jacobson et al., 1996; Gortner et al., 1998）。行動活性化とフルパッケージの認知療法の効果は同じであった。この結果に研究者たちはかなり動揺した。そして、このような結果になった理由は、治療が適切に行われなかったためである、あるいは、認知療法の質が標準以下であったためであると、結果を否定する者もいた（Jacobson & Gortner, 2000）。結果に興味を示したとしても、別の研究で同じような結果が再現される必要があると述べた。

構成要素分析研究を実施した研究者たちは、これらの批判はもっともなことであり、できるだけ完璧に認知療法を実施し、再現性を確認する必要があることに同意した。しかし、私たちの研究グループはこの研究の結果に衝撃を受けた。単に行動的アプローチが、この数十年間見過ごされてきただけなのではないか？

行動的アプローチがうつ病治療に貢献できる何か重要なものを、ずっと見逃してきたのではないか？　私たちは疑問に思い始めた。

行動的アプローチの原点

　構成要素分析研究から生じた疑問に答えるために、私たちは文献研究に立ち戻ることにした。うつ病の行動的アプローチに関する調査研究を調べることから始めた。これらの研究のいくつかは、数十年も前に発表されたものであった。図書館から古い雑誌論文を取り寄せたり、本棚の奥からほこりをかぶった古い本を取り出したりした。そして、文献を読みながら行動活性化の発展に思いを巡らせた。私たちは構成要素分析研究にみられたような、認知的介入をしないという除外ではなく、行動自体で定義できる行動的治療法の基礎を固めていった（Jacobson et al., 2001；Martell et al., 2001）。

　構成要素分析研究によって、うつ病の行動活性化への関心が息を吹き返すにつれ、これまではほとんど気づかれてはいなかったが、行動活性化は行動の理論と研究に関する長い伝統に基づいていることもわかった。特に、4人の重要な先駆者の研究に基づいて基礎が作り上げられていることを知った。先駆者とは、チャールズ・B・ファースター（Charles B. Ferster）、ピーター・M・レヴィンソン（Peter M. Lewinsohn）、リン・P・レーム（Lynn P. Rehm）、そしてアーロン・T・ベック（Aaron T. Beck）である。ファースターは、うつ病の行動分析理論に焦点を当てた。レヴィンソンは、その理論を拡張してうつ病の行動的治療法を開発した。レームは、うつ病治療における強化の重要性を強調した。ベックは、うつ病の認知療法に不可欠な要素として行動活性化を含めることで、多くの臨床家が行動活性化を利用できるようにした。彼らの行動活性化への貢献と影響を、これから紹介する。

チャールズ・B・ファースター

　ファースター（Ferster, 1973）は、あるタイプの活動の減少と別のタイプの活動の増加が、うつ病の特徴であると仮定した。特に彼は、逃避行動や回避行動の増加に焦点を当て、抑うつ的な人は逃避行動や回避行動の結果、活動から得られる報酬（rewards）が少なくなると述べた。なぜこれが問題となるのかについては、

いくつかの理由があるという。まず、抑うつ的な人は生産的な活動を十分に行っていないために、そのような活動の持つ強化（reinforcement）の力を弱めてしまうという。次に、抑うつ的な人は嫌悪的な感情から逃避するよう動機づけられた行動を行い、「正の強化を受けた行動が阻止される」（p.859）。したがって、正の強化ではなく負の強化によって行動がコントロールされる。言い換えると、活動は、自然な報酬や正の強化が得られるように環境とかかわるのではなく、嫌悪的な状態を減らそうとする目的で機能しているという。

　すべての行動は、特定の文脈（context）で生じ、行動の結果（consequences）によって強化される。これが行動の「随伴性（contingencies）」である。ファースターは、うつ病のクライエントは環境との相互作用が制限されることで、随伴性から学ぶ力を失うということを強調した。彼は、環境の観察に焦点を当てずに、クライエントの内的状態の欠損に焦点を当てることは、「抑うつ的な人の世界観の改善に深刻な障害となる。抑うつ的な人は、行動の種類にもよるが、強化される可能性のある行動を十分に行うことができないのかもしれない」（p.39）と述べていた（Ferster, 1973）。

　現在の行動活性化モデルは、ファースターの初期の考えに基礎を置いている。彼は、単なる行動の形態（form）ではなく機能（function）を分析するという、行動分析の枠組みを提供した。行動活性化は、個々のクライエントに合わせた柔軟な治療法である。このモデルは、例えば、楽しい出来事を増加させるような、特定の種類の行動だけを強化する必要があると仮定しているわけではない。むしろ、クライエントが環境と相互作用を行う可能性の高い行動や、抗うつ行動を強化する行動を増加させるために、本書の至るところで論じる機能分析を用いている。行動の形態ではなく機能を強調するところに、ファースターの研究の貢献が残っている。

ピーター・M・レヴィンソン

　レヴィンソン（Lewinsohn, 1974）のうつ病理論は、ファースターが提唱した内容と多くが一致している。彼はうつ病患者の生活の中に、正の強化が欠けていることの重要性を強調した。特に、うつ病は「反応に随伴した」正の強化が欠如しているか、少ない結果であると概念化した。反応に随伴したということは、強化さ

れるかどうかは個人の行動次第であるということを意味している。例えば、恋愛関係にある片方の人が会話を始めようとしたところ、パートナーが無視をしたり（反応に随伴した正の強化をしない）、「しつこい」と拒絶したりすれば（弱化：punish）、最終的にその人はパートナーとの会話をやめ、2人の関係を悲しむだろう。次第に、その人が会話をすることは少なくなっていく。言い換えれば、会話行動は消えていく。このような正の強化の欠如が、生活の中で報酬をもたらす行動を制限し、抑うつの原因あるいは維持要因になると仮定している。

　レヴィンソンは、反応に随伴した低頻度な正の強化は、意外な文脈で機能することも指摘した。例えば、仕事上の昇進は社会的な強化の喪失となる（例：管理職に昇進したために仲間を失う）。目標達成のために長い間、厳しい状況で勉強することは（例：学位を取得する）、結局は弱い強化子にしかならない。彼は「重要なことは、個人が得た注目やうれしさの絶対量ではなく、環境が個人の行動を維持するのに十分な結果を与えるという事実である」(p.180) と述べた (Lewinsohn, 1974)。明らかに彼は、環境の中の報酬に対する主観的体験が、うわべだけの表面的な価値以上に、行動や気分に影響を与えると信じていた。

　レヴィンソンらは、なぜネガティブなライフイベントが、ある人には影響を与え、別の人には影響を与えないかを説明するために、最終的に理論を改訂した (Lewinsohn et al., 1985)。彼らは、ネガティブなライフイベントは、対処スキルのない脆弱性の高い人にとっては適応行動を行う可能性を減少させると考えた。脆弱な人は混乱とその後に続く抑うつ気分によって、過度の自己注目や自己批判をするようになる。動機づけも低下し、社会的な接触を回避する。こうして、混乱への反応として活動しなくなるにつれ、ますます抑うつ的になっていくという、負のスパイラルに陥る。

　このように、レヴィンソンの研究はクライエントの個々の生活の中で随伴性を理解する重要性に貢献した。レヴィンソンとリベット (Lewinsohn & Libet, 1972) は、抑うつ的な人は日々の生活の浮き沈みに弱いと述べている。また、抑うつ的な人は嫌悪的な刺激にも反応しやすい。例えば、捻挫をしても歩き回る人がいるが、身体的な痛みへの耐性が低い人は、同じようなレベルの怪我で強い苦痛を感じるように、抑うつ的な人はそうでない人よりも生活上の苦痛に——身体的な苦痛だけでなく感情的な苦痛にも——強く反応する傾向がある。レヴィンソンは、嫌悪

的な状況の系統的脱感作療法が治療ツールとして使えるかもしれないと述べていた（Lewinsohn, 1974）。

　重要なことであるが、レヴィンソンらはうつ病の行動的治療に初めて活動スケジュール（activity scheduling）を組み込んだ（Lewinsohn, 1974；Lewinsohn et al., 1976）。この方法で、彼らはクライエントの生活上の楽しい出来事の頻度と範囲のアセスメントを行った。彼らの開発した活動スケジュールは、1週間を1時間ごとに分割し、クライエントに1週間の中で楽しい活動を計画するように求めるものであった。クライエントは徐々に活動を増やし、望んでいた行動、もしくは昔は行っていたがうつ病になってからはやめていた行動に取り組んでいった。また、快出来事スケジュールと呼ばれる、過去1カ月間の生活上で生じた楽しい出来事をアセスメントする自己記入式尺度を開発した（Lewinsohn & Graf, 1973；Lewinsohn & Libet, 1972；MacPhillamy & Lewinsohn,1982）。この尺度には320個の出来事がリストアップされており、それぞれの出来事の頻度と、「楽しみ、喜び、もしくは報酬」の程度を評定するように求められる。

　レヴィンソンの研究は、本書で述べる行動活性化のアプローチに大きな影響を与えている。彼のうつ病の行動モデルと行動的介入に関する研究は、現在の行動活性化の基礎となっている。とりわけ、彼は強化随伴性を強調しているが、私たちはそこから、治療計画や治療目標を導き出すための行動アセスメントの重要性を学んだ。行動活性化の一般的な目標は、クライエントの行動が正の強化を受ける確率を高めるように、クライエントを活性化させることにある。また、彼が嫌悪コントロールに焦点を当てたことから、私たちはクライエントがネガティブな気分であったとしても、より豊かな生活を営むためには、活動し問題を解決するような支援が重要であることを学んだ。さらに、うつ病患者の自己注目に関する彼の見解から、抑うつ的反すう（rumination）のプロセスと機能を扱うアプローチを学んだ。そして、彼が臨床で用いた治療戦略、例えば1週間の活動モニタリングやスケジュール化は、行動活性化の実践や手続きの支えとなった。

リン・P・レーム

　レームのうつ病モデルは、ネガティブな出来事への選択的注意など、認知的な要素が多く含まれていると考えられているが（Fuchs & Rehm, 1977）、疑いなく行動

論的である。彼はうつ病における強化の重要性を強調し、うつ病のセルフコントロールモデルと治療法を提唱した (Rehm, 1977)。彼のモデルでは「即時的な外的サポートがあまりない状況で、人が反応する確率を変えるプロセス」(Rehm, 1977, p.790) として、カンファー (Kanfer, 1970) のセルフコントロールの定義を用いている。このセルフコントロールモデルでは、セルフモニタリング、自己評価、そして自己強化で構成されるフィードバックループを仮定している。セルフモニタリングの例としては、学生が自分の学業成績を記録する行為を挙げることができる。自己評価とは、自分の内的な基準と実際の成績との比較を行うことである。簡単に言えば、これまでの学業成績の平均が80点であった学生が、ある教科の試験で70点を取ったとすれば、失敗だと評価するだろう。なぜなら、自分の基準に到達していないからである。もし80点を取ったときには好きな音楽をダウンロードするという自己強化をいつも行っていたとしたら、70点を取ったときには同じような自己強化は行わないだろう。しかも、自分の行動の比較は、原因を内的なもの、つまり「一生懸命に勉強しなかった」ということに帰属させることで行われる。したがって、行動のセルフコントロールを試みようとする際は、「私はもっとうまくできる」といった内的コントロールの認知が必要となる。また、即時的に報酬を与える基準には達していない行動に対しても、自己強化できなければならない。例えば、よい成績の長期的な結果は、首席で卒業することや将来の成功の機会を増やすことにはなるが、思わしくない成績に対しても、好きな音楽をダウンロードすることで自分に報酬を与えなければならない。

　このモデルでは、うつ病をセルフコントロール行動の障害として説明している。特に、「(1) ネガティブな出来事への選択的モニタリング、(2) 行動の遅延結果ではなく即時的な結果への選択的モニタリング、(3) 厳しい自己評価基準、(4) 責任に対する不正確な帰属、(5) 不十分な自己報酬、(6) 過度な自己弱化」で説明している (Rehm, 1977, p.795)。抑うつ的な人は、ネガティブなフィードバックに選択的に注意を払い、彼らの行動は後からくる重要な遅延強化ではなく目先の即時強化を誘発する。うつ病になると、外的な原因帰属を行い、厳しい自己評価基準を設定するようになる。最終的にセルフコントロールモデルでは、うつ病を相対的に低頻度な自己強化と高頻度な自己弱化で特徴づける。うつ病の人は、外的な出来事によって生じた気分の変動の影響を受けやすく、外的な出来事

とは関係なく行動を強めたり維持したりする自己報酬の影響は受けにくくなる。自己強化の障害によって、即時的に強化される行動傾向が強まる結果となる。このような障害は、後の章で詳細に述べる回避という機能を持った行動を高頻度で引き起こすようになるかもしれない。さらに、高頻度な自己弱化は、過度に抑制的な思考、発言、活動、あるいはネガティブな自己陳述や自己評価をもたらすかもしれない。レームの研究は、強化の本質に関する理解を深め、(後からくる報酬ではなく) 目先の報酬による利益を好むクライエントの偏りを調べる必要がある、という理解を深めることに影響を与えた。

アーロン・T・ベック

ベックらは、1979年に『うつ病の認知療法』を出版した。この本の普及は、うつ病のメンタルヘルスサービスの状況を大きく変えた。うつ病の認知療法と認知行動療法への実証的支持によって、認知行動的アプローチは最も実証性のあるうつ病の治療法の1つとなった。実際、うつ病の短期療法としての代表的な存在となっている。ベックの認知療法では、行動活性化はより大きな認知的枠組みの中に統合された。この認知行動的アプローチは先行する純粋な行動的アプローチを失墜させることになるが、行動活性化技法の核心部分をまとめ上げ、広く流布する上では役に立った。ベックは多くの純粋な行動主義者以上に、行動活性化の価値を広めた。

彼のうつ病の認知療法モデルでは、特定の信念のモニタリングや修正を行う前に、行動活性化による治療を始めるべきである——特に重症なうつ病患者においては——と規定している。さらに、行動的戦略は認知を探求し評価する鍵となる方法として、治療の中に適切に組み込まれている。

認知療法が行動的戦略に果たした主要な貢献の1つとして、活動モニタリング (activity monitoring) と活動スケジュール (activity scheduling) を、明確な技法にしたことを挙げることができる。認知療法では、クライエントは活動スケジュール表に活動を記録し、それらの活動が達成感や楽しさをもたらしたかどうかを記録するように求められる。セラピストは、クライエントが達成感と楽しさの評定尺度を使えるように援助する。ジュディス・S・ベック (J. S. Beck, 1995) は、クライエントに0点から10点の評定尺度で、達成感と楽しさを同定させるよう提案して

いる。このようにすることで、クライエントは自分の尺度をもとに、指示された活動からどのくらいの達成感と楽しさが得られるかを評定することができる。例えば、クライエントは自分の尺度に基づいて、「歯を磨く」は達成感0点、「ベッドメイク」は5点、「裏庭の芝刈り」は10点と評定したとしよう。楽しさについても同様である。こうした得点を基準にすることで、クライエントが「書斎の家具を捨てる」活動を行ったときに、この活動を上記の活動と同じ尺度で比較しながら、ベッドメイク（5点）と裏庭の芝刈り（10点）のどちらに近いかを決めることができるし、得点で評定することもできる。

　認知療法の中で、行動的技法はクライエントの考えを変えるという最終的な目標に常に寄与している。なぜなら、行動的、情動的な問題の改善が持続するためには、信念の変化が不可欠であると考えられているからである。対照的に、行動活性化ではかなり異なっている。より強い抗うつ効果のある活動を増やしたり維持したりする正の強化子との接触を期待して、活動が推奨される。認知療法も行動活性化も、クライエントに行動実験（behavioral experiments）を行うよう求める。しかし、認知療法では抑うつ的な推論や予想を検証するために行動実験を行うが、行動活性化では結果を評価する、気分に立ち向かっていく、目標にぶつかっていくように行動実験を行う。このような違いにもかかわらず、認知療法の発展は、現在の行動活性化モデルの発展に重要な基礎を提供した。前述したような同じ技法を用いるというだけではなく、行動活性化も認知療法の特徴であるセッションの構造化を強調している。ベックの研究のおかげで、行動理論に基づかないセラピストも行動活性化を利用することができるようになった。シンプルな活性化手続きは、症状軽減を必要とするすべてのうつ病のクライエントに有益である。

行動活性化のエビデンス

　現代の行動活性化モデルは、ワシントン大学での臨床試験（シアトルスタディ）において厳密に検証された。この研究は、初期の構成要素分析研究にみられたいくつかの限界に取り組んだ重要な研究である。行動活性化を認知療法と比較するだけではなく、抗うつ薬とも比較した。これまでの研究では、心理療法（特に認

知療法）は中等症から重症のうつ病患者には有効ではないと言われてきた（Elkin et al., 1989）。アメリカ精神医学会のうつ病の治療ガイドラインでは、軽症のうつ病患者には心理療法が有効であるが、中等症から重症のうつ病患者には抗うつ薬が必要であるという指針が出されている（American Psychiatric Association Workgroup on Major Depressive Disorder, 2000）。このような理由から、シアトルスタディでは、最も幅広く研究された心理療法である認知療法と、現在の標準的な治療法である薬物療法と、行動活性化が比較された。研究にはそれぞれの治療法の専門家が協力した。高名な認知療法家と薬物療法家が、研究の計画、実施、分析に参加した。研究の最初から最後まで、それぞれの治療法の専門家が、自分たちの推奨する治療の質を監視した。

　具体的に言えば、241名の成人うつ病患者に対するプラセボコントロール試験で、行動活性化が認知療法と抗うつ薬（パロキセチン）と比較された。この研究の結果は刺激的なものであった。関心のある2つのグループ、すなわち重症度の低い患者と高い患者の治療効果の分析にも焦点が当てられた。その結果、行動活性化は薬物療法と比較して治療に時間がかかる傾向はあったが、治療終了直後の効果に差はなかった。より重症な患者グループにおいても同様であった。また、行動活性化は重症度の低い患者では認知療法と差はなかったが、より重症な患者の急性期治療においては認知療法よりも優れていた。長期フォローアップデータからは、再発や将来の大うつ病エピソードを防ぐという点で、行動活性化は認知療法と同じくらい効果が持続することがわかった。薬物療法の効果が認められた患者は、薬物療法をやめると、行動活性化や認知療法を受けた患者よりも再発率が高かった（Dimidjian et al., 2006；Dobson et al., 2008）。

　すべての研究同様、シアトルスタディに限界がないわけではない。今から思えば、治療を長く続けるために違った方法で抗うつ薬を処方したほうがよかったかもしれない。また、推奨される統計解析をすべて行うのに必要なサンプルサイズを得るために、より多くの患者を登録すべきであった。そして、他の研究と同様、この結果が他の場所で他の患者によって再現される必要がある。さらに検討すべき重要な問題もたくさんある。このように、私たちが始めた行動活性化の物語は今日も続いている。すべての重要な問題に答えられる研究は存在しないが、シアトルスタディから行動活性化がうつ病治療に有望であることを学んだ。この結果

は、他の多くのグループの研究成果によっても支持されている。

行動活性化と関連性のある治療法

　行動活性化の理論と概念は、活性化をベースにした他の関連性のある治療法の研究によっても支持されている。活性化、活動スケジュール、回避的な反すうをせずに問題解決に取り組むといった、行動活性化の多くの中心的な概念は、他の関連性のあるアプローチにおいても重要なものとなっている。これらのアプローチを支持する知見は、私たちの行動活性化の考えに影響を与え、うつ病の行動活性化に関する中心的な理念を支えている。

うつ病の短期行動活性化療法

　シアトルスタディが行われていた頃に、カール・レジェスら（Lejuez et al., 2001）は、シアトルスタディとは独立してうつ病の短期行動活性化療法（brief behavioral activation treatment）と呼ばれる方法に関する研究を行った。彼らの実施した小規模サンプルを対象とした研究からも、活性化は、うつ病の入院患者（Hopko et al., 2003a）、抑うつ的ながん患者（Hopko et al., 2005）、そして、うつと不安の併存したクライエント（Hopko et al., 2004）の治療に有効であることがわかった。これらの研究では、もっぱら活動モニタリングと活動スケジュールのみで構成された簡便な活性化法が利用されていた。クライエントは1週間の活動目標リストを作成し、毎日その活動を試みたかどうか、その活動目標を達成したかどうかを記入するように求められた。この方法は行動活性化とかなり類似しており、うつ病のクライエントを活性化させる重要性に関するエビデンスを提供している。

問題解決法

　問題解決法（problem-solving therapy）は行動活性化の柱であり、うつ病の治療法としてのエビデンスもある（Gotlib & Asarnow, 1979；Nezu, 1987）。問題解決アプローチでは、個々のクライエントのことを考え、クライエントの体験している問題を定義し、治療ターゲットを設定し、そして、さまざまな問題やスキルの欠損に関する治療のために、実証された治療技法を実行する（Biglan & Dow, 1981）。問題

解決法は、プライマリケアにおけるうつ病治療にも有効性が示されており、訓練を受けた精神科医、精神科看護師、もしくは一般医によって実施可能である（Mynors-Wallis et al., 1997）。

新しい世代の行動療法

行動活性化は、認知行動的アプローチが変化している間も発展し続けた。より純粋な行動的アプローチへの関心が増加し、思考はベックらによって提唱されたオリジナルな認知療法とは異なった方法で扱われ始めた。新しい世代の行動療法（newer behavior therapies）の中には、行動活性化と同じ焦点の当て方をしているものもある。これらのアプローチによるエビデンスの蓄積によって、活性化は臨床的な変化のプロセスの鍵となる要素であり、行動活性化は過去20年間強調されてこなかった行動の起源に戻す一翼を担っている、ということを示すデータに重みを増した。

弁証法的行動療法（dialectical behavior therapy：DBT）は、境界性パーソナリティ障害と診断される自殺率の高いクライエントの治療のために開発された（Linehan, 1993）。治療はクライエントが自分の気分を制御できるようにするための、多くのスキルで構成されている。DBTで使用されるコア・スキルに「あべこべ行動（opposite action）」と呼ばれるものがある。クライエントは、変えたいと思うネガティブな感情によって駆り立てられる行動とは反対の方法で振る舞うように教えられる。例えば、のろまな駐車場案内係に怒りを感じて怒鳴りつけたいと強く思う場合は、微笑みながら、温かくフレンドリーな声色で「本当にありがとうございます」と話すといった、反対の方法で振る舞う。行動活性化はいろいろな意味で、うつの「あべこべ行動」である。うつ病になったときに駆り立てられる衝動は、何もしない、逃避する、回避することであるが、行動活性化はその衝動に対抗する。

スティーブン・ヘイズら（Hayes et al., 2006；Hayes et al., 1999）によって開発された、アクセプタンス&コミットメント・セラピー（acceptance and commitment therapy：ACT）は、行動活性化と同じような治療目標を共有するエビデンスの高いアプローチである。特に、ACTではクライエントが体験の回避パターンを壊して、価値（value）に沿った生活を手に入れる助けとなる行為にコミットすることを強調

する。私たちが行動活性化の最初のマニュアル（Martell et al., 2001）を書いたときには、この価値にはあまり注目しなかったが、クライエントを治療する際は組み込むべき有用な考えである。ツェットルら（Zettle & Rains, 1989）は、ACTの初期バージョンである包括的距離化と認知療法を比較している。包括的距離化では、ネガティブな思考があっても、ネガティブな思考を変えようと努力をすることなく、効果的に振る舞うことに焦点を当てるが、彼らはその有効性に関するエビデンスを報告している。

20世紀後半に最も影響力のあった心理学者の一人であるデビッド・バーロー（Barlow et al., 2004）は、いくつかの精神障害に共通する治療の類似性を指摘した。彼は、多くの治療で使用さる共通の治療戦略は、情動の調節障害に対する行動を修正することであると指摘し、次のように述べている。

> 基本的情動によって引き起こされた行動傾向を修正する際の、最初のステップは可能な限りその情動を呼び起こすことである。……その情動に関連した行動を行わずに情動を体験する（情動をアクセプトする）という戦略を採用することが、最も基本的な戦略である。特定の精神障害に適用する際、情動と行動の活性化は、とりわけ状況という文脈の中で強力なツールになる。（pp.223-224）

バーローらは、気分と不安に関する問題の治療に対する「統一した」アプローチの価値を強調している。行動活性化は、さまざまな効果的治療法の核となる要素かもしれないし、それ自体、診断を超えたアプローチとして価値を持っているかもしれない。このような可能性は、現時点ではまったくの憶測にすぎない。今後、さまざまな問題を乗り越えながら、行動活性化の有効性と限界を検証する厳密な研究が求められる。

要　約

行動活性化の歴史は進行中である。うつ病に対する初期の行動的・認知行動的治療法の発展は、現在の研究に情報を提供し続けている。多くの抑うつ的な人々

が、問題のある生活の中でもがき苦しんでいる。わかりやすいうつ病の治療法を開発するために、行動理論の基礎に立ち戻ることは、行動的治療法の復活の一部となる。行動療法・認知行動療法の分野は進化を続け、行動活性化も他の新しく発展してきた行動的治療法と足並みをそろえるに至った。行動活性化はどのように発展してきたのか、その有用性を支持するエビデンスはあるのか、現代の行動療法の大きな枠組みにどのように適合しているのかという物語を振り返ることで、行動活性化の中核原則と戦略を考える準備が整った。

第2章 行動活性化の中核原則

> 特定の活動を継続して行うことで、特定の性質が獲得される。……正しい活動をすることで正しく、控えめな活動をすることで控えめに、勇敢な活動をすることで勇敢になる。
>
> アリストテレス（384 B.C. ～ 322 B.C.）

　アリシアはプログラマーの仕事を解雇されて以来、毎朝ベッドから出るのを怖がった。解雇がありふれた出来事であることは知っていた。しかし、解雇される前に何度も上司に反抗したことや、会議で出過ぎたことを言ったことを思い出しては、自分自身を責めていた。解雇されてもわずかな収入は得ていたが、生活していくには不十分な金額だった。そのため、住んでいたマンションを手放し、小さなアパートに移る必要に迫られた。アリシアは正当な仕事が見つかったら、もっと活力や希望が湧いてくるに違いないと信じていた。しかし、そのような正当な仕事が彼女の前に現れることはなかった。彼女はコンピュータープログラム関連の仕事を8カ月間探した後に、小さな会社でウェブサイトを更新するパートの職についた。給料は安く、その仕事にうんざりしていた。上司もアリシアの仕事やスケジュールにはまったく関心がなく、彼女がベッドから起き上がれなかったせいで2時間遅刻したときでさえ、何のペナルティーもなかった。

　単調でつまらない仕事だけが問題ではなかった。彼女は強い悩みと不安を感じていた。この感情は解雇される前からあった。以前から夜中に悩みすぎるために睡眠がとれなくて、時々仕事で失態を犯していた。昼間よりも夜悩むことが多く、その内容は、何と気分が悪いことか、生計を立てることができるだろうか、人生で成功をつかめるだろうか、ということが中心であった。しかし、最も多かった悩みは、気分の悪さによってどれだけ人間関係が蝕まれていくのだろうかという

ことであった。

　うつ病のクライエントを対象に働いたことのある読者の多くにとって、アリシアのケースは珍しいものではないだろう。本書では、アリシアのケースを題材にしながら、行動活性化のキーポイントを説明し、行動活性化の概念化と介入手続きに光を当てる。ケースの記述が進んでいくにつれて、彼女のセラピストと展開される一般的な治療過程を理解することができる。

　さて、生活に楽しみや刺激をもたらしていた人々や活動から離れていくにつれ、アリシアの生活は大きく変化し、気分はさらに悪化していった。小さなアパートに引っ越したので、友人を招待することもやめてしまった。小さくて安っぽい造りが恥ずかしかったのである。そのアパートの住人は善良な人たちではあったが、貧しい地区に建っていた。空港に近かったので、かつて彼女や友人たちはその町の住人を「逃亡者」と呼び、あざ笑っていた。彼女は大学卒業後の1年間だけ同じ地区に住んでいたが、まさかこのように人生を逆戻りし、モーテルを改造したような小さくて暗いアパートに戻ってくるなどとは夢にも思っていなかった。彼女は友人たちを自宅に招待しなかったし、友人の家に遊びに行くこともめったになかった。仕事の話題に触れられるのを恐れていたからである。友人の恵まれた生活に対する嫉妬心から、気分も悪くなったので、接触を回避するようになった。さらに不幸なことに、彼女がいくつかの約束をキャンセルしてからは、数少ない友人も彼女を招待しなくなった。彼女は寂しかった。しかし、電話をしてキャンセルした理由を説明する勇気はなかった。

　アリシアにとって、友人から拒絶されることは耐え難いことであった。それは、彼女が17歳の誕生日を迎えた2カ月後に、母親に家を追い出されるという家族の問題に関する長い歴史と関係していた。彼女は友人と一緒に生活を始め、その後3年間、母親と話をすることはなかった。彼女はこの時期を、とても悲しく「気苦労が多かった」と述べた。

　うつ病になる道はいくつもある。アリシアに起こった出来事は、うつ病のクライエントに共通して見られる出来事であると読者は考えるかもしれない。実際、アリシアは大うつ病の診断基準を満たしていた。うつと不安を治療するため、主治医はアリシアに抗うつ薬を飲むことを勧めた。しかし、彼女は「何てことなの。とうとう気が狂っておかしくなったんだ」と考え、「狂気の薬」を飲むことを強

く拒絶した。主治医は少なくとも数回はセラピストに会ってみることを勧めた。健康保険なしではどのような治療法もコストがかかるが、アリシアは数回だけならセラピストに会うことに同意した。主治医は短期介入スキルを持つことで有名な女性のセラピストを紹介した。

アリシアは、初回セッションでのセラピストのかかわり方に驚いた。女性セラピストが自分の後ろに静かに座り、自分が吐露する生活のストーリーをうなずきながら聞くのだろうと想像していた。しかし、彼女のセラピストはそうではなかった。睡眠、食事習慣、気分、活動に対する楽しみの程度、アルコールや薬の使用、そして社会的交流について尋ねた。解雇される前の生活に関しても焦点を当てた。アリシアの生活設計はどのようなものであったのか？　今頃どうなっているとその頃は思っていたのか？

このような質問に答えることは苦痛であった。アリシアはマンションを売って安アパートを借りたかったわけではなく、一戸建ての家を買いたかったのである。数少ない友人を苦労しながらつなぎ止めておきたかったわけではなく、今頃は彼氏を見つけてデートをしていたかったのである。彼女の生活がいかに報われないものになっているかを、セラピストが指摘したとき、彼女は同意せざるを得なかった。それからセラピストは、悲しみ、疲労、絶望といった気分は自然なものであり、生活が報われないときに生じることを説明した。そのような気分は、不安や心配の後に生じるものであり、よい仕事を失った後なので理解できると述べた。そして、そのような気分のときにベッドから起き上がれなくなるのはもっともだと述べた。アリシアは好奇心をそそられた。自分の行動はまったく理にかなっていないものだと、自分に言い聞かせてきたからである（家族からも同様のことを言われてきた）。「もしそんなにつらいのなら、毎朝ベッドに横になっていないで、もう少し頑張ったらどうなの？　新しい仕事を見つけるのはそんなに難しくないはずよ」。彼女は何度も何度も自分に言いきかせてきた。

セラピストは、治療プランとして行動活性化を提案した。「たとえあなたの生活を取り巻く状況が変わったとしても、昔の楽しみや満足をもたらしていた活動に再び取り組めるようになることが目標です」「この方法は、あなたが心配で夜も眠れないような厄介な問題を解決する助けにもなるかもしれません」と説明した。アリシアは「自分が何かに楽しみや満足を感じることを想像できないし、ま

ったく悩みがなくなることも想像できない」と思った。しかし、長期的な治療を行う前に、このアプローチが役に立つかどうかを評価するために、6回のセッションを受けるつもりがあるかをセラピストが尋ねたとき、治療を受けようと決心した。この挑戦によって失うものなど、彼女には何もなかった。

導　入

　セラピストはアリシアに、うつ病に対する行動療法の基本的な概念を紹介した。行動活性化は過去数十年間にわたって、うつ病の行動的・認知行動的治療法の中核となる構成要素であった。最近は、独立したうつ病の治療法として注目を集めている。では、この行動活性化が注目される理由は何であろうか？　第1章で述べたように、2つの理由がある。1つは、行動活性化の原則がシンプルであり、治療手続きもわかりやすいため、もう1つは、実証的な研究により有効性が示されているためである。

　本書は、うつ病のクライエントに行動活性化を実施する上での必要な情報を、読者に伝えることを目的にしている。他にも行動活性化の理論的背景や概念モデルを説明したマニュアルはあるが（Martell et al., 2001）、本書では行動活性化の中核原則を明らかにし、それらを実施することに焦点を当てる。最初に、セラピストがどのように治療を構造化し、セラピストの一般的なスタイルを構造化するかを論じる。次に、行動アセスメントとケースの概念化によって、どのように治療目標を同定するかを論じる。その後で、活動を増やし、回避を減らし、そして、反すう思考に対処する治療手続きについて論じる。私たちの目標は、クライエントの活動を増加させ、生活を豊かに生きることを支援する、たくさんの技法の包括的な指針を提供することである。

　技法については、調査研究と臨床現場の実践研究の成果をもとに論じていく。さらに、この治療がエビデンスに基づいたものであると判断できるように、行動療法の歴史、臨床研究、あるいは他の心理学関連領域の科学的証拠についても紹介する。科学者として、そして実践家として、行動活性化のエビデンスに関する知識を持つことは、この治療法を理解し、クライエントに治療の説明を行う助けとなる。最終的に、本書がクライエントの問題を概念化し、治療計画を立て、で

きるだけ効果的に計画を実行する一助となることを望んでいる。

うつ病の行動活性化

　行動活性化は構造化されたうつ病の短期療法であり、その目的はクライエントが生活の中で報酬を受ける経験を増やす活動を活性化させることである。すべての技法は、自分の世界の中で、活性化と積極的な関与を増やすという基本的な目標のために用いられる。この目標達成のために、逃避行動や回避行動といった活性化を抑制するプロセスにも焦点を当てる。行動活性化は、脆弱な個人の生活の中で生じる問題によって、環境からの正の報酬を経験する能力が損なわれ、うつと呼ばれる症状や行動が引き起こされるという前提に立っている。うつを緩和させるためには、楽しみや生産性をもたらす行動、あるいはより大きな報酬が得られ生活状況を改善する行動に取り組むよう、クライエントを支援する。セッションは活動志向的（action-oriented）であり、問題解決（problem solving）に焦点が当てられる。実際、治療課題の大部分は面接室の外で行われる。各セッションでは、セラピストとクライエントは協同しながら、セッション間に行った活性化課題を推し進め、活性化課題を行う上で予想されるトラブルの解決、つまり、トラブルシューティング（troubleshooting）を行う。

　このように構造化された枠組みの中で、行動活性化は非常に個別化されている。治療の初期段階では、クライエントとセラピストは協同しながら、うつと関連した行動パターンの同定に取り組む。この行動パターンは、クライエントによって異なる。本書では、どのように行動パターンを同定し、パターンに応じた効果的な活性化計画を作成するかを学ぶことができる。例えば、ネガティブな気分を和らげるために、過剰に寝る、テレビを見る、お酒を飲むといった受動的行動に時間を費やすクライエントもいれば、活動的で、毎日の仕事を難なくこなしてはいるが、エンドレスな反すう思考にとらわれ、活動にほとんど喜びを感じていないクライエントもいる。まず、個々の行動パターンの分析に基づいて治療目標を同定し、その後で、行動を変化させるプロセスに焦点を当てる。

　行動活性化は個々のクライエントのニーズに合わせて実施するため、治療ターゲットは広範囲にわたる。例えば、治療に成功したある男性では、子どもと一緒

に過ごす時間を増やし、子どもとのかかわりを増やすことを目標にした。この男性の活性化では、親として行動する時間を構造化し、反すう思考から気をそらし、父親らしい体験に注目する方法を学習することに焦点を当てた。ある女性の治療では、ネガティブな感情をあるがままに認め、大切な人間関係の喪失を悲しむことを目標とした。この女性の活性化では、自分の悲しみから逃げないことを学習し、昔の人間関係を再開し、新しい人間関係を築くことに焦点を当てた。別のクライエントでは、履歴書を書いて仕事を探し、昔の同僚に電話をして求人情報がないかを尋ね、就職面接を受けるというステップを設け、その間、運動するスケジュールを決め、毎日決まった時間に起床させた。

10の中核原則

　クライエントが行動活性化から利益を得る方法はいく通りもある。しかし、治療経過が異なってはいても、クライエントを活動的にし、生活に取り組むことに焦点を当てるという共通性がある。どのようなパターンがうつを維持し、どのような領域の変化が気分を改善させるかを明らかにし、そして、繰り返し、粘り強く、変化を引き起こすことに焦点を当てる。この基本的な構造の中で、セラピストは一連のシンプルな原則によって導かれる（表2.1参照）。

> 原則1：気分を変える鍵は、行動を変えるように支援することである。

　一般に、何か特別なことをしたいという内的な衝動や、少なくともそのような気持ちになるまでは、人は活動するのを待つ傾向がある。週末に予定がないとき、映画を見たいと感じたら、映画を見に行くだろう。テレビを見る以外何もしたくなかったら、テレビを見るだろう。冒険心が湧き上がったら、山に登るかもしれない。私たちはこれを「内から外へ（inside-out）」の活動と呼んでいる。なぜなら、活動するモチベーションは内側から生まれているからである。

　しかし、毎朝職場に向かう、家族の世話をする、家事をするといった、毎日の決まった日課のほとんどは選択する余地のない活動である。うつ病でないならば、やりたい、やりたくないに関係なく、そうした日課をこなしていくものであ

表2.1 行動活性化の中核原則

> 原則1：気分を変える鍵は、行動を変えるように支援することである。
> 原則2：生活の変化によってうつになり、短期的にしか効果のない対処戦略によってうつから抜け出せなくなる。
> 原則3：抗うつ効果のあるものを見つける手がかりは、クライエントの重要な行動の前後にある。
> 原則4：気分ではなく計画に沿って、活動を構造化しスケジュール化する。
> 原則5：小さなことから始めると変化は容易になる。
> 原則6：自然に強化される活動を重視する。
> 原則7：コーチとして振る舞う。
> 原則8：問題を解決する実証的なアプローチを重視し、すべての結果は役に立つと認識する。
> 原則9：話をするだけでなく行動する！
> 原則10：活性化に向けて予想される障害と、実際の障害のトラブルシューティングを行う。

出典：*Behavioral Activation for Depression: A Clinician's Guide* by Christopher R. Martell, Sona Dimidjian, and Ruth Herman-Dunn. Copyright 2010 by The Guilford Press.
個人的な使用のためにこの表を複写する許可を本書の購入者に与える。購入者は、The Guilford Pressのウェブサイトの本書のページからこの表のより大きい版をダウンロードすることができる。

る。例えば、寒くて、物悲しい朝、着替えをして仕事をするモチベーションが湧かないと感じたとしても、必要な準備を済ませて仕事に取りかかるだろう。ただし、いったん始めてしまえば、興味や達成感が出てくることがわかる。これを「外から内へ（outside-in）」の活動と呼んでいる（Martell et al., 2001）。行動すれば気分は後からついてくる。

> 原則2：生活の変化によってうつになり、短期的にしか効果のない対処戦略によってうつから抜け出せなくなる。

行動活性化は、うつ病から抜け出せなくなったり、うつ病から解放されて満足

と報酬のある生活に向かわせたりするのは何か、ということに関する仮説に基づいている。より正確に言えば、行動活性化では、ライフイベント（日常の苛立ちや小さな継続的ストレッサーから、重大な生活の変化までを含む）が、どのようにして漠然とした不安感や正常な活動からの退却の原因となる正の強化（positive reinforcement）の減少や弱化（punishment）をもたらすかに焦点を当てる。貧しい生活状況、不幸な人間関係、ひどい仕事、継続的な失望などは、クライエントの生活上の重要な問題と見なされる。これらは、正の強化の減少や弱化を引き起こす。しかし、このような重要な問題に対して人は、問題から抜け出せなくなる行動で反応することがある。以前は楽しいと感じていた活動をやめ、逃避や回避行動を始め、すぐに苛立ちは軽減するものの将来的には不利益をもたらす活動を行うにつれ、二次的な問題を引き起こしてしまう（Jacobson et al., 2001；Martell et al., 2001）。そして、落ち込み、引きこもり、何もしなくなり、その結果さらに落ち込むという悪循環に陥る。このように、生活の中にある抗うつ効果を持つ強化の源との接触を、短期的に見れば挑戦的で脅威的だと体験し、回避することで、うつ病は維持される。このような回避によって、短期間の安堵感は得られるものの、報酬は得られず、生活の中のストレッサーは徐々に悪いものとなり、うつ病は長期間持続する。

　治療初期は、クライエントに原則2を利用してうつ病の概念化を行う。クライエントの中には、以前に聞いたことのある他の説明や情報に基づいた自分自身のうつ病に関する先入観や、疑問を持つ者もいる。行動活性化のセラピストとして、行動活性化の原則は、認知モデル、対人関係モデル、生物学モデルのような、他のうつ病モデルに置き換えることはできないと覚えておくほうがよい。もちろん、このようなモデルを支持するエビデンス研究は多く存在している（例：Hollon et al., 2002）。セラピストはこのようなアプローチについての情報を提供しながら、クライエントと話し合うことが賢明である。行動活性化の概念化と治療戦略は、すべてのクライエントに適用できないかもしれないし、他の治療法を希望するクライエントがいるかもしれない。

　特に、クライエントは薬物の使用に関心を示しがちである。行動活性化によるうつ病の概念化では、生化学的要因や遺伝負因がうつへの脆弱性を強めるし、生物学的変化がうつという現象には不可欠な要因であるということを認めている。

しかし、うつを軽減し、将来の再発のリスクを最小限にする方法はたくさんある。行動活性化による概念化は、行動モデルを基礎としているが、何よりも臨床手段である。私たちは、行動活性化の目的は、「薬の抗うつ効果」と同じくらい気分に有効な「行動の抗うつ効果」に関する正確な要素を見つけることであると、クライエントに伝えている。また、行動活性化は薬物療法と同じくらい効果的であるが、抗うつ薬に見られるような副作用はないという、第1章で論じたシアトルスタディのような調査研究を強調しながら、行動活性化を支持するデータを説明している。薬物療法とは異なり、行動活性化では長期間にわたってうつ病を予防するスキルも教えていくと伝えている。

　行動活性化と認知療法の、類似性や違いを気にするクライエントもいる。この2つのアプローチは類似した構造を共有するが、うつを変化させる方法が異なっていると大まかに説明しておくとよい。かつて著者の1人（ディミジアン）が、この2つの違いをクライエントに詳しく説明したときに、そのクライエントは、「要するに、認知療法では頭が手足を教えるが、行動活性化では手足が頭を教えると言いたいのですね」とすぐに答えてくれた。2つのアプローチの基本的な違いを表現する完璧な要約であると考え、認知療法についての質問があるときは、このように説明している。

> **原則3：抗うつ効果のあるものを見つける手がかりは、クライエントの重要な行動の前後にある。**

　うつ病は治る見込みなどないと、クライエントは混乱し絶望した状態から治療は始まる。セラピストの仕事は、どのような行動がうつ病と関連し、その行動の前後で何が起きているのかを、クライエント自身が注意深く詳細に観察できるようにすることである。このような観察によって、うつ病から脱出する道筋が見つかる。アリシアのジレンマがよい例である。彼女は楽しんでいた仕事を失った後、仕事以外の生活でも失望するようになった。彼女は以前から小犬を飼っており、自宅でよく世話をしていた。仕事に行く前の早朝と仕事から帰った夕方は、犬を散歩に連れて行くことを習慣にしていた。しかし、失業中に朝遅くに犬を連れて公園に行くと、そこは赤ちゃんと一緒にいる母親たちばかりであった。彼女は孤

独になり、場違いだと感じた。朝早く起きるのが難しいという理由で、早朝の散歩を再開しないどころか、夕方の散歩もやめてしまった。ある朝、やっとの思いで犬の散歩に出かけたことがあった。しかし、ジョギングをしている人を見かけ、その人が有給で働き、仕事に行く前にジョギングをしているのだと考えて不安に襲われた。しかも、よく眠れていなかったためにひどく疲れ、体調もよくなかった。そのため犬にも怒りっぽくなり、犬が何度もリードを引っ張るので、散歩を途中でやめてしまった。彼女は、二度と朝の散歩はしないと心に決めてしまった。これまで報酬となっていた行動をやめてしまったのである。

　さらに、アリシアは7キロも太ってしまい、不恰好になったと感じていた。犬の散歩に行こうとは考えるのだが、すぐにやめようと自分自身に言い聞かせた。彼女は仕事を探すことが必要だとわかってはいても、大部分の時間をコンピューターゲームや読書で気を紛らわせていた。給料の安いパートの職につき、小さなアパートに引っ越したとき、犬をアパートに閉じ込めていることに罪悪感が生まれ、その感情のために友人を回避していた。犬を虐待していると友人に思われはしないかと考え、罪悪感を避けようとして、友人を家に呼ぶことがより難しくなっていた。彼女は昔、飼い主は犬にたっぷり運動させなければならないと主張していた。しかし、今の彼女はまさに昔自分が批判していたのと同じことをしていた。うつと回避によって、彼女はますます孤立し、苛立ち、大部分の時間、打ちのめされた状態にあった。朝は1時間以上続く吐き気によって早く目が覚めてしまい、その間、強烈な不安に襲われていた。彼女はベッドで横になりながら、人生の一番よい時期は過ぎてしまい、もう二度と成功はないと心配ばかりしていた。

　仕事を失って小さなアパートに引っ越すというライフイベントは、アリシアにネガティブな影響を与え、彼女の生活は報酬の少ないものになってしまった。このような大きなライフイベントの後に生じるパターンには、抗うつ効果のある行動と、抑うつ作用のある行動についての、多くの重要な手がかりがある。先行刺激として犬の散歩をしないことは、罪の意識に関する反すうと罪悪感を生み、友人を回避することにつながっていた。孤立は、苛立ちの感情と心配に圧倒される感情を生み、不眠になった。そして、いつまでもベッドにいるか、コンピューターゲームで気を紛らわすことになった。疲れているときに犬を散歩に連れて行く

と、犬にイライラしてしまい、それが罪悪感を生み、ますます犬の散歩をしなくなり、友人を招待することさえしなくなった。このサイクルは、彼女を不安にさせる状況に直面することや、犬を散歩に連れて行くことよりも、友人を回避する行動や受け身的にコンピューターゲームをする行動に対処することが、行動の変化をもたらす計画を実行する際の、抗うつ効果をもたらす重要な行動であることを示唆していた。セラピストは、クライエントの行動と気分の関係を理解するために、活動モニタリング表を用いることになる。

> **原則4：気分ではなく計画に沿って、活動を構造化しスケジュール化する。**

「内から外へ」の活動は、いろいろな状況で機能する。しかし、うつ病の場合は効果的な戦略ではない。ほとんどの人は、うつ病になったときは何もしたくないと感じる。あるクライエントに何をしたいかを尋ねたとき、「落ち込んだときにしたい唯一のことは、何もしないことです！」とはっきり答えた。問題は、抑うつ的になったときに何もしないと、よりいっそう何もしたくなくなるということである。容易に悪循環に陥る。モチベーションとエネルギーが低下するだけではなく、徐々に生活がストレスフルになっていく。

セラピストは「外から内へ」の活動を始めるように働きかける。気分に従って活動するのではなく、目標に従って活動することを実験するように勧める。昔の楽しみや達成感をもたらした活動や、問題を解決する活動を行うことで、徐々に気分の改善や生活の中のストレッサーを減らすことが可能になる。行動活性化の中核は、たとえ気分が悪かったりモチベーションが低かったりしても、気分が改善するのを待つのではなく活動することである。

行動活性化では終始、外から内への活動をサポートするために、活動の構造化とスケジュール化が行われる。これらの戦略は、活動を細かい要素に分解し、特定の時間と場所を割り当てた詳細なスケジュール課題を作成することで遂行される。また、1つか2つの活動に焦点を絞って、1週間の決められた時間にそれらの活動を行う約束をすることで遂行される。

原則5：小さなことから始めると変化は容易になる。

　クライエントもセラピストも、より多く、より早く、を期待しがちである。しかし、最高の状態と最高のタイミングであったとしても、多くの人にとって変化を起こすことは難しい。抑うつ的になり、しかも絶望感を感じているときに、行動を変化させることはとてつもない闘いに違いない。多くのクライエントは、変化は困難であると思い悩むようだ。変化が100％完璧でないと、失望するクライエントもいる。ちょうど認知療法家が「全か無か（all-or-nothing）」の思考を探すように、私たちも「全か無か」の活動を調べる。時々クライエントは、「勝利の女神を信じて、ただ前進あるのみ！」というアプローチ（Nike approach）に失敗して、自分自身を責めてしまう。行動活性化では、段階的なアプローチによってクライエントの変化を支援していく。有能な行動活性化のセラピストの作業の1つは、どのような行動であっても、小さな要素に分解することである。同様に、セラピストにとっての潜在的な落とし穴は、クライエントが多くのことをすぐに行おうとしていることを見落とすことである。より大きな落胆と失望の原因になる。

　行動活性化の芸術的な部分は、どこで激励し、どこで抑制させるかを見つけ出すところにある。例えば、うつ病になる前はマラソンランナーだったあるクライエントと、運動したいという意志と気分が改善するという期待について話し合ったセラピストは、運動に関する計画を全面的にサポートした。しかし、クライエントが1週間に2〜3日、1回45分間走ると言い始めたとき、セラピストは注意を喚起する言葉を差し挟んだ。気づかない間に、落胆や失望するリスクが生じないように、そして、効果的なスタートが切れるように、セラピストとクライエントは一緒になって、この野心的な目標を小さな要素に分解する作業に取りかかった。そして、次回セッションまでに運動シューズと運動服を買うことから始めることにした。このように、課題は小さな要素に分解する必要があるし、次に進む前に、それぞれの要素は上手に処理されていなければならない。

原則6：自然に強化される活動を重視する。

　行動活性化で行動を変容させる最終目的は、抗うつ効果を持つ行動が周りの世界から自然に強化されるように、クライエントが生活に取り組む支援をすることである。行動主義者はしばしば、「自然な（natural）」強化と「恣意的な（arbitrary）」強化の違いについて言及する。行動活性化では、抑うつ的でない行動が自然に強化される機会を最大限にすることを重視し、恣意的な強化子はめったに使用しない。例えば、うつ病になって社会的な接触を回避するクライエントが、同僚と会話を再会する練習を始めたとする。クライエントの話に同僚が微笑みながら興味を示せば、クライエントは会話を続けるだろう。こうして、クライエントは自分の環境から自然な強化を受ける。同僚の行動は、クライエントの行動に自然に随伴しているので自然な強化子である。対照的に、家事を1時間行った後に与えるお菓子は恣意的な強化子であり、このような強化は環境からの即時的な報酬とは自然には結びついていない（この場合、家がきれいになることや達成感が自然な報酬になるかもしれないが）。

　もっとも、クライエントは短期目標を達成したら、たとえすべての行動が即時的に強化されなくても、あるいはすべての環境が慈悲深くはなくても、時には自分自身の行動を自己強化することが大切である。実際、クライエントが活動し始めるようになると、環境はクライエントを弱化することがある。例えば、同僚とかかわるというクライエントの最初の試みは、断られてしまうかもしれない。その結果、これまでの引きこもりのスタイルに戻ってしまうかもしれない。このような場合、クライエントは即時的な嫌悪的結果であっても、行動を起こしたということを自己強化する必要がある。ダイエットを考えてみよう。ダイエット行動は最初のうちは弱化される。1週間注意深く健康食を摂取し続けたとしても、体重はほとんど変化しない。このような場合、ダイエット行動を強化し持続させるためには、体重計の目盛り以外の何かを見つける必要がある。例えば、洋服のアクセサリーの購入資金を蓄えるために、ダイエットをした週は20ドルを貯金箱に入れるといったことが必要である。ダイエットを続けることで、最終的には体重は減少するだろう。しかし、そこに至るまでには恣意的な自己強化が必要かもしれない。同じように、数ヵ月間失業しているうつ病のクライエントは、インタ

ーネットで仕事を探したり、履歴書を送ったりすることに苦痛を感じるかもしれない。そのようなクライエントは、仕事探しに費やした時間と同じ時間だけ好きなテレビ番組を見ることができるといった、報酬を自分に与えることで利益が得られるかもしれない。

　恣意的な自己強化の手続きは、うつ病治療において重要であり（Rehm, 1977）、行動活性化でもよく用いられる。しかし、行動活性化のセラピストは、クライエントが環境の中の自然な強化子と接触するような援助を重視する。恣意的な強化にはない自然な強化の利点は、行動の後に自然な強化子が自動的に随伴し、わざわざ準備する必要がないということである。それゆえ、行動はクライエントの通常の日課の中で持続する（Sulzer-Azaroff & Mayer, 1991）。

原則7：コーチとして振る舞う。

　行動活性化のセラピストには、コーチのメタファーが役に立つ。優れたコーチは、チームのメンバーが戦略を立て、提案をし、指示を出し、士気を高めるのを支援する。チームのためにメンバーに加わって試合でプレイはしない。セラピストの仕事は、有能な問題解決者となり、クライエントが報酬と接触し、問題を解決することを励ますことである。うつ病の人に変化を起こさせることは難しいことではあるが、セラピストは行動変容についての専門知識を有している。消極性はうつ病に本来備わっている属性であり、慢性的に抑うつ的な人の生き方となる。うつ病の人が生活上の問題に対処する能力を過小評価し、すべての問題をコントロールできないと考えているときには、コーチングは励ましになる（Brown & Siegel, 1988）。変化のプロセスを導いたり、必要であれば指示を出したりすることも、コーチングには含まれている。思いやりのあるセラピストは、クライエントのために問題を解決してあげたいと思うかもしれないが、優れたセラピストはコーチとしてのスタンスを守り、クライエントが自分自身の問題に自信を持って対処できるよう働きかける。

　クライエントのための有能な戦略家やチアリーダーであるだけではなく、治療が順調に進むようにセッションを構造化することも、コーチとしてのセラピストの役割である。セッションは、45分から50分の時間を最も効果的に使えるよう

に構造化される。そのために、各セッションの最初の5分から10分でアジェンダを設定する。治療初期の数週間は、クライエントよりもセラピストがアジェンダをコントロールする。なぜなら、クライエントの問題をアセスメントし、機能分析を行い（例：Yoman, 2008）、ケースの概念化と治療計画を説明する必要があるからである。しかし、治療初期であっても、有能なコーチとしてクライエントとの積極的なかかわりを促進する方法に注意を払いながら、アジェンダに加えるべき重要な項目がないかを繰り返し尋ねていく。セッションが進むにつれ、クライエント自身が自分の体験をもとに、アジェンダをコントロールするようになる。各セッションでは、前回のセッションで出されたホームワークを話題に取り上げるが、次回のセッションに向けた新しいホームワーク課題についても話題にする。

> 原則8：問題を解決する実証的なアプローチを重視し、すべての結果は役に立つと認識する。

　もし活動やその取り組みが簡単であったならば、クライエントは自分自身で行っていただろう。セラピストは「映画に行きなさい。そうすれば気分もよくなりますよ」と言うだけでは、クライエントの助けにはならない。多くのうつ病の人は、これまでにこの種の意見をどれほど聞き、そして自分自身に言い聞かせてきたことであろうか？　行動活性化では、効果的な治療とは、可能性のある解決策を産出し、評価し、そして試みるという、継続的なプロセスであると考えている。このような考えから、問題を解決する実証的なアプローチを繰り返すことがセラピストの側に求められる。私たちは、行動に挑戦しその結果を観察することに焦点を当てた、実験的アプローチを推奨している。ここでいう実験とは、過去の行動の機能分析と、クライエントを強化する可能性のある活動に関する仮説に基づいている。

　例えば、うつ病になる前から社交不安はあったが、車をいじるのが好きだったクライエントは、パーティーに出席するよりも、クラシックカーのショーを見に行ったり、芝刈り機を修理したりすることがより報酬を受けると、セラピストが仮説を立てたとする。この仮説は検証される必要がある。なぜならば、何が特定

の行動を強化し、そして環境はどのような種類の行動を強化しているかを、あらかじめ知ることはできないからである。もちろん、何度も検証されることが望ましい。実験室での実験は、繰り返すことで結果の再現性を確認することが必要であるが、治療の中での実験も同様である。セラピストとクライエントは協同して、生活の中のクライエントの気分、生産性、満足感を評価しながら、いろいろな場面での活動計画を立て、さまざまな活動を試み、そして活動を続ける価値があるかを判断する。

　クライエントは、活動計画を立て活動を試みても気分が改善されなければ、落胆するかもしれない。しかし、セラピストはポジティブで希望に満ちた態度をとり続けることが重要である。人は成功と失敗の両方から学ぶ。クライエントが課題を試みても役に立たなかったと不満を述べても、問題解決的な態度をとるセラピストであれば、別のアプローチを提案するだろう。セラピストは次のように言うかもしれない。「今回のことで、私たちは新しいことがわかりましたね！　その活動を変えることで助かる保証はない、ということがわかりました。あなたが試みた活動は成功しなかったようです。だから、次週のために別の課題について話し合いましょう」。そして、セラピストは実際に何が起きたのかを話し合うだろう。クライエントは活動を試みたと言っているが、実際は中途半端に挑戦していたのかもしれない。その活動は有益なように見えたが、本当は気分を変化させる効果はなかったのかもしれない。別の可能性としては、その行動が生じた環境状況から適切に強化されなかったということも考えられる。例えば、クライエントは20分間友人と電話で話をする計画を立てたものの、友人が風邪をひいて混乱していたときに電話をしてしまった場合などである。クライエントのすべての行動から学ぶべきである。セラピストは、体験から学ぶことのできるすべてのことに好奇心を示し、目先の成功ではなく、問題を解決する態度が治療を前進させる鍵であるというスタンスをとる。そうすることで、クライエントは生活の中で変化していく希望を持ち続けることができる。

原則9：話をするだけでなく行動する！

　活動は行動活性化アプローチの心臓部である。したがって、各セッションでは

ホームワークが必要となる。ホームワークは、あらゆる治療戦略の核心であるが、同時に、セラピスト（およびクライエント）の悩みの種でもある。そもそも「ホームワーク（homework：宿題）」という言葉は、嫌悪的なものと結びつきやすい。ほとんどの大人は単純に名前を変えただけではだまされないが、「セッション間の課題（between-session assignment）」（Martell et al., 2001）という別の名前で呼ぶのがよいかもしれない。ホームワークではセッションとセッションの間にクライエントが活動することを求めるが、うつ病のクライエントにとっては容易なことではない。しかも、クライエントと協同して作成する必要がある。成功を最大限にするガイドラインがあるので紹介しよう。

　ホームワーク課題をクライエントと一緒に計画する際は、その課題は現実的なものでなければならない。同意した課題に取り組むために、クライエントの単なる意思の力に期待すべきではない。セラピストはクライエントと実行計画について話し合う時間を持つべきである。計画は具体的で詳細であるほどよい。課題に取り組みやすくするには何が必要か？　アリシアが犬を散歩に連れて行くという例では、何時に散歩に行くか、どれくらいの時間散歩するかを決めるべきである。適切に決めるためには、彼女の現在のスケジュールを考慮しなければならない。散歩の計画は、活動記録表や日誌に記録すべきである。また、散歩しやすいウォーキングシューズを持っているか、犬のリードは扱いやすいか、清潔で着心地がよくさまざまな気象条件に適した服があるかも確認する必要がある。他人に実行を公言することも、課題を達成する可能性を高めるかもしれない。アリシアは特定の朝に散歩をする計画を立てたことを友人に伝え、散歩ができたらその友人に電話をすると約束することができるし、友人と散歩をする約束を結ぶこともできる。そうすることで、実際に課題に取り組む責務と、最終的な可能性を増加させることができる。

　セッション間に活動課題を出す際に、セラピストが犯す致命的な失敗は、次回セッションで活動についての振り返りをしないことである。もしホームワークに報酬が伴わないのであれば、ホームワークに対するコンプライアンスは失われてしまう。課題を出すのであれば、必ず振り返りを行う。そして、クライエントが課題を完了できなかったときは、セラピストとクライエントは一緒にその課題の問題点を分析する。クライエントが課題の成功を報告したときは、次週に行う活

動の頻度や強度を増やす話し合いをするチャンスとなる。

> **原則10**：活性化に向けて予想される障害と、実際の障害のトラブルシューティングを行う。

　もしすべてのクライエントを動機づけ、ホームワークの遂行を保証し、完璧に治療に取り組ませる方法を発見できれば、それはすばらしい成果であろう。しかし、私たちはまだそのようなクライエントへの魔法の公式は発見できていない。他のすべての治療法と同じく行動活性化においても、セラピストとクライエントに粘り強さと創造性が要求される。問題は必ず起きる。そのために、活性化に向けて予想される障害と、実際の障害のトラブルシューティングが不可欠である。セラピストは、クライエントが活性化課題やモニタリング課題を遂行する上での障害を予想し、同じ障害が将来も続く危険性を減らすために、障害が起きたときにトラブルシューティングを行い、活性化を促進させる。

要　約

　表2.1に示した10原則は、行動活性化の基本的なガイドラインである。行動活性化のセラピストは、クライエントの行動を変えることで、気分にポジティブな影響を与えるという原則を支持する（原則1）。セラピストは、生活の変化によってうつになり、対処努力によってうつから抜け出せなくなるというフレームワークを使いながら、クライエントに最初のケースの概念化を行い、治療への賛同を求める（原則2）。セラピストは、クライエントの行動と気分のつながりを綿密にモニタリングしながら、重要な行動の前後に気づくことによって、行動を変化させる鍵に焦点を当てる（原則3）。適切な活動を構造化、スケジュール化する（原則4）。小さな変化を作り出し、少しずつ形成していく（原則5）。クライエントの環境の中で自然に報酬が得られる可能性のある行動をターゲットにする（原則6）。セラピストは、クライエントが最後まで責任を持って実行する計画の立案を支援するコーチとして振る舞う。そして、最も重要な目標として、クライエントを自分自身のコーチにする（原則7）。行動活性化は問題解決に焦点を当

てた治療法であり、セラピストは問題解決のスタンスをとる。セラピストとクライエントは、新しい行動に挑戦し、行動が変化した結果を発見する実験的アプローチに協同して取り組む（原則8）。行動活性化はアクティブな治療法であり、セッション間に何が起きたかは、いろいろな意味でセッション中に起きたことよりも重要である。問題について話をするだけではなく、生活状況や気分に改善をもたらす行動をする（原則9）。最後に、セラピストとクライエントは活性化に向けて予想される障害や、実際に生じた障害を同定し、トラブルシューティングに協同して取り組む（原則10）。

諸原則を実践する

　本書は、机上で簡単に利用できるように、そして時には介入計画を行うセッション前に参照できるように意図されている。本書では、アリシアの物語といくつかの短い事例を紹介する。アリシアの物語は、セッションごとのプロトコルを示すことが目的ではない。短い事例は、治療の開始から終結までの様子を記述するのではなく、さまざまな介入法を説明するために用いる。治療の開始から終結までを示した実施例は、他書を参照していただきたい（Martell et al., 2001；Dimidjian et al., 2008）。

　次章からは、アセスメントと治療の一環として、原則1、原則2、原則3を具体的に応用しながら治療目標の明確化と機能分析について説明する。活動モニタリングや活動スケジュールのような活性化戦略については、原則3、原則4、原則5、原則6、原則9に焦点を当てながら、多くの紙面を割く予定である。治療が計画通りに進んでいないように見えるとき、どのように問題解決的な態度をとり、どのようにトラブルシューティングを行うかについては、原則7、原則8、原則10に沿いながら紹介する。回避行動はうつ病ではよく見られるものであり、回避パターンを破ることは行動活性化の本質的な要素である。回避を変容させる戦略については、繰り返し検討していく。行動活性化の歴史は、認知療法の行動的側面とフルパッケージの認知療法を比較した臨床試験から発展してきた。行動活性化の初心者セラピストは、ネガティブな思考に苦しんでいるクライエントに直面したら、認知的な観点ではなく、行動的な観点から向き合う必要がある。行動活性化では考えることが問題行動であると見なされ、悩みを反すうする行為そ

のものが介入ターゲットとなる。この重要なトピックについては、第7章で取り上げる。最後に、専門家にはまだ答えていない治療法としての行動活性化と、対象とするクライエントに関する将来の方向性について論じる。再発防止技法についても論じる。

第3章　治療の構造とスタイル

> 気分は言葉にしても無駄であると思います。すべて行動としてまとめるべきです。結果をもたらす行動として。
>
> フローレンス・ナイチンゲール（1820～1910）

　アリシアはセラピストのオフィスに向かいながら、2回目のセッションを心配していた。彼女は初回セッションの最後にセラピストからもらった行動活性化のパンフレットを読み直し、好奇心と落胆の念を感じていた（原注：このパンフレットは、Martell et al., 2001, pp.202-205に収録されている）。パンフレットに記載されていたうつ病へのアプローチについて、もっと学びたいと思った。しかし同時に、やる気を失った。行動活性化が役に立つという確信を持てなかった。「行動活性化はすべて理にかなっている。でも、どういうふうに重要なのか想像できない」と思った。そう考えると、すぐに気分が悪くなり、「これはよくあることだわ。私は治療の入り口にさえ立っていない。すでにあきらめている。情けない」と考えた。

　セラピストはオフィスに入ってきたアリシアを見て、うれしそうな表情をした。アリシアに温かくあいさつし、前回セッションの前に回答してもらったものと同じ質問紙に回答してもらえないかと尋ねた。そして、アリシアの具合と治療効果を評価するために、毎回同じ質問紙に回答してほしいという説明を、腰を降ろした後で加えた。セラピストは今週の回答結果を見て、「睡眠は少し悪くなっているようですが、気分は先週と同じようですね。その通りだと思いますか？」とコメントした。アリシアは、セラピストが自分の細かな調子に純粋に興味を持っているように見えたので驚いた。アリシアはこの2週間を回想して、次のよう

に答えた。「ええ、だいたいその通りだと思います。全体的に見ればかなり悪いです。多くの時間ベッドの中で過ごしていましたが、本当に安らかな睡眠が得られたかどうかわかりません。いつも惨めな気持ちで悩んでいるので、一文無しになるだろうし、私の人生、誰もいなくなるに違いありません」。

セラピストが質問紙に何かメモをしていたとき、アリシアはこの治療から何が期待でき、ここで何を話し、何を行うのか、よくわかっていないことに気づいた。セラピストが「この治療法が、どのように機能するのかを話すことから始めたい」と説明し始めたとき、アリシアは安堵した。「それはいいですね」。そう答えた後に、彼女は少しためらいながら、「悪気はないのですが、本当はあなたに会いたくはありませんでした。治療がどのように進むのかよくわかりません」と話し続けた。セラピストはアリシアの発言に困ったような様子は見せなかった。実際、次のように答えた。「なるほど、それはごもっともですね、アリシアさん。初めての治療では、本当にわからないことが多いものです。質問がたくさんあったとしても驚きませんよ。どの質問から始めたらよいかさえわからないでしょうね」。セラピストの声は優しかった。

「パンフレットに少し書いてありますが、この治療は協同的（collaborative）で、構造化されている（structured）ということを、治療を始める前に強調しておくことがとても重要だと思います。これは、毎回お会いしたらセッションの計画を一緒に立てることから始めますよということです。これを『アジェンダ』と呼んでいます。アジェンダを一緒に決める理由は、あなたにとって最も重要な話題からそれないようにする上で役に立つからです。おわかりになりましたか？」。アリシアは自分にとってよいことだと考えた。セラピストは「希望としては、今日は2つのことに焦点を当てたいと思っています。1つは、行動活性化の一般的な方法と、これがあなたにどれくらいフィットしているかについて、もう1つは、私たちがうまく協同するにはどうしたらよいかについて話し合いたいと思います」と述べた。

セラピストは、セッションの目標を説明し終えた後、「他にぜひ今日話題にしたいことはありますか？」と付け加えた。アリシアは再び驚いた。なぜなら、セラピストが本当に自分とかかわりを持ちたがっているように思えたからである。そして、次のように答えた。「活動することが疲れを少なくすると、パンフレッ

トに書いてあることについて、話し合えないでしょうか？　納得できませんので。私はいつもとても疲れています。こんなに疲れ切っているときに活動なんて、現実的ではありません」。セラピストは「まったくその通りですね！　アジェンダに加えましょう。そして、今日必ず話題にしましょう。追加すべき重要なトピックですね」と答えた。

導　入

　アリシアのように、クライエントは初めて治療に訪れたときに、治療から何が期待できるのかわからないことが多い。多くのクライエントは行動活性化のことを知らないし、実際、自分自身を活動的にしようと望んで治療を始めることはほとんどない。活動の減少がうつ病の本質そのものであるが、アリシアが述べたように、疲れ切っているときに活動的になることをイメージすることは難しい。多くのうつ病のクライエントは、活動的になって生活に変化が起きる前に、気分がよくなっている必要があると信じて治療にやってくる。もし行動する前にモチベーションが必要であると信じていたら、この治療法はどのように進めていくのだろうか？　アリシアのセラピストが例示しているように、この種の疑問に直接答えることから治療を始めることが重要である。

　行動活性化は構造化された治療法であり、セッション初期では構造化の鍵となる要素について説明することが重要である。本章では、うつ病の行動活性化モデルを含めた、鍵になる要素について概観する。また、セラピストとクライエントの役割、ホームワークの重要性を説明する方法についても述べる。最後に、各セッションの構造化について、前回セッションの振り返り、アジェンダ設定、新しい手続きの説明、活性化への焦点の維持を含めながら論じる。特に治療終結期では、治療効果を維持し、再発予防計画を立てることに焦点を当てるようセッションを構造化する。行動活性化のプロセスを通して、セラピストとクライエントは、抑うつ症状を増加させる行動のきっかけ（triggers）に気づき、そのような状況への対処に役立つ、代わりの活動を行う計画を立てられるようになるだろう。

　行動活性化はまた、多くの構造化されたスタイル戦略（stylistic strategies）が特徴である。例えば、アリシアのセラピストは第2セッションで、誠実な温かさと関

心（genuine warmth and interest）をアリシアに示した。アリシアが治療をためらったとき、セラピストは冷静に非審判的（nonjudgmental）に応答した。セラピストは、アリシアが疑問や懸念を自分と共有するよう強化し、彼女が治療に積極的に参加するよう促した。本章では、こうした行動活性化を行う上で必要不可欠な要素となる治療スタイルについて概観する。

行動活性化の基本構造

　行動活性化の基本構造は、活性化に焦点を当てることから導かれる。行動活性化の原則1と原則2は、この焦点化を明確に定義している。原則1「気分を変える鍵は、行動を変えるように支援することである」は、変化のモデルを要約している。この原則は、クライエントのモチベーションが高くなるのを待っていたら、終わりなき悪循環に陥ってしまうという大前提を伝えている。このジレンマがある場合、私たちはクライエントに「内から外へ」ではなく、「外から内へ」働きかけるように求める（Martell et al., 2001）。言い換えれば、行動活性化の構造は、クライエントが心の中でどのように感じているかに関係なく行動し、そうすることでモチベーションの高まりを期待することに焦点が当てられており、その逆ではない。セラピストは「外から内へ」働きかける挑戦的な方法を支援するコーチとして振る舞う。モチベーションが極端に低い場合でさえ、クライエントが行動する可能性を高めるために、行動を細分化するように支援する。また、目標に従って行動する可能性を高めるために、クライエントの日常生活の構造化を支援する。

　原則2「生活の変化によってうつになり、短期的にしか効果のない対処戦略によってうつから抜け出せなくなる」は、行動活性化のうつ病モデルを要約しており、活性化に焦点を当てる必要性を定義している。この原則は、治療で何をアセスメントし何を治療ターゲットとするかを知るための構造を提供している。たくさんのうつ病の理論が存在するが、それぞれはうつ病のいろいろな側面をもとに構成されている。行動活性化のうつ病モデルは、数十年前の行動モデルに準拠している（例：Lewinsohn, 1974）。

　初期のうつ病モデルは、生活の中で正の強化が少なかったり、あるいは弱化さ

れたりしたときに、うつ病になりやすいということを強調していた。どうしてこのようなことが起きるのだろうか？　人はそのような条件下では、自分の行動が望ましい結果にならないということを学習し、弱化をもたらす環境から逃避あるいは回避する方法を学習するのかもしれない。実際、それまでの生活から引きこもり、活動をやめることを学習する。このように、生活から引きこもることは自然なことであり、理解できなくはないが、そのことがうつ病を持続させる。行動をやめればやめるほど、行動したくなくなり、そうなればなるほど生活上の問題は増え、蓄積していく。正の強化への接近が減少し、弱化の体験が増加するにつれ、うつの悪循環が発達していく。このような混乱の影響を減少させようという試みが機能しなくなると、自己認識が高い状態となる。自己認識や不快感が増大すると、うつ病と関連する認知的、行動的、情動的変化が起き、うつ病を引き起こす出来事に対処する能力が減少する。この負のスパイラルの要素は、レヴィンソンらによって報告されている（Lewinsohn, 1974；Lewinsohn & Graf, 1973；Beck et al., 1979）。

　人が情緒的な混乱を減少させようとする試みは意義がある。しかし、苦痛に関するネガティブな反すう、嫌悪的体験からの逃避や回避、情緒的な苦痛を回避しようとする試みなどは、環境の中にある潜在的な強化子への接触を減少させるように機能する。このような回避は、抑うつ的な人を不快な気分から抜け出せなくする。最終的に、感情は停止し、気分は悪化し、ますます抑うつ的になり、変化への希望を失ってしまう。セラピストとクライエントの主要な課題は、行動を生起させやすくする随伴性（すなわち、行動が生起する状況とその行動の結果）を同定し、クライエントのよりよい生活の構築につながる治療ターゲットを明確にし、抑うつ症状を減少させることである。

　うつ病の行動活性化モデルを、視覚的に図示することは有益である。そのようなダイアグラムは、セラピストが包括的なケースの概念化を発展させる助けになる。クライエントに基本モデルを説明するときにも役に立つ。ダイアグラムを用いる（そしてモデルを説明する）際は、人にはそれぞれ独自の生活の歴史があるということに留意しておく。治療では、行動活性化の諸原則を適用してはいくが、すべてのクライエントごとにケースフォーミュレーションを行う。生活上の出来事がうつ病の体験や衝撃にどのように影響しているかを、クライエントが理解で

きるように支援することが重要であり、行動活性化の治療を開始する鍵でもある。

　ケースの概念化を発展させ、うつ病の行動活性化モデルを説明する際に利用可能なダイアグラムを、図3.1に示した。最初の質問は「うつ病のきっかけとなったクライエントの文脈の中で、何が起きたのか？」を尋ねることから始める。原則3、すなわち「抗うつ効果のあるものを見つける手がかりは、クライエントの重要な行動の前後にある」は、過去に強化された行動や、強化されなかった、あるいは弱化された行動を理解する鍵となる。しばしばクライエントは、恋愛関係や仕事の喪失、経済的損失や破たん、子どもの誕生、高齢者の介護、さらには持続的な日々の苛立ちといった、生活の中で起きる出来事を報告するだろう。時には、生物学的要因を強調するクライエントもいるが、生物学的要因と環境的要因の両方がライフイベントを理解する上で重要であると説明する。「ライフイベント」という考え方にコンセンサスは得られていないが、行動活性化では「イベント・出来事」を、外的体験と内的体験の両方を包む広い考え方をする。そして、報酬への接近が制限され、ストレッサーが徐々に増加していく様に焦点を当てながら、これらの出来事の影響を検討する。その後に、クライエントの気分という文脈の中での生活の影響を調べる。抑うつ的なクライエントは「恐ろしい。悲しい。孤独だ。落胆している。希望がない」とよく述べる。うつ病の行動活性化モデルを説明する際の、コミュニケーションの鍵となる要素の1つは、うつ病は人としての欠陥ではなく、抑うつ的になる文脈を考えれば当然であるということである。

　図3.1は、クライエントが抑うつ気分を処理しようと、対処戦略に取り組むものの、不幸なことにネガティブな気分を悪化させるように機能し、徐々にうつ病になる要因が増加していくという、うつの悪循環を示している。例えば、アリシアは仕事を失った後に抑うつ的になり、他の活動をやめてしまった。体重は増加し、犬を虐待しているような気がして、さらに多くの時間を家で過ごすようになり、ますます友人と離れていった。そのためにさらに抑うつ的になり、ますます孤立していった（付録1aに、クライエントが書き込める図3.1の複写版を載せた）。

　クライエントは、行動活性化に関する特有な質問をしてくるかもしれない。よ

図3.1 うつ病の行動活性化モデル

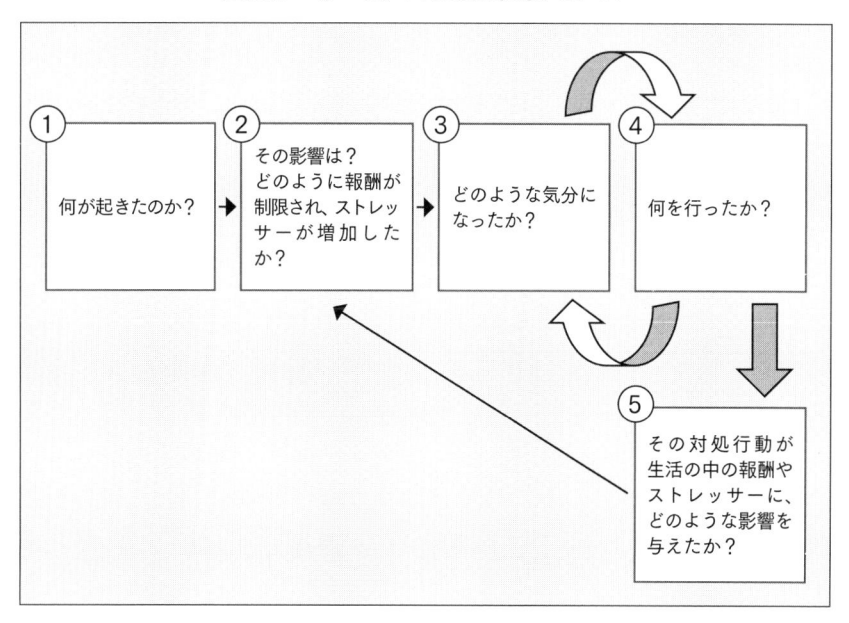

① 何が起きたのか？

② その影響は？どのように報酬が制限され、ストレッサーが増加したか？

③ どのような気分になったか？

④ 何を行ったか？

⑤ その対処行動が生活の中の報酬やストレッサーに、どのような影響を与えたか？

くある質問と回答を、表3.1に例示した。行動活性化モデルへの反論もある。行動活性化のうつ病モデルをクライエントに提示する際に、うつ病の生物学的役割を強調していないこのモデルに、反論が出るかもしれない。しかし、すでに述べてきたように、うつ病の生物学的素因や遺伝負因はライフイベントの中で考えている。よくある反論には、次のようなものがある。「うつ病は、化学物質のアンバランスが原因だと思っていました。うつ病を治すために、薬は必要ないのですか？」。答え方はいろいろあるだろう。例えば「確かに、抗うつ薬は有効な選択肢の1つです。しかし、薬が生物学的側面に作用し、行動活性化が行動的側面に作用するという考えは独断的です。実際は、すべての人間の行動には生物学的要素があり（Linehan, 2006）、薬による生化学的変化が情緒的反応や、時には行動の変化を引き起こすように、行動あるいは反応の変化は生物学的変化を引き起こします」と答えることができる。

簡単に言及しておきたい別の反論に、行動活性化モデルは単純すぎるというものがある。私たちはこの意見に対しては、「このモデルは比較的単純で直接的で

表3.1 頻繁に尋ねられる質問と回答例

● うつ病は脳の化学的なアンバランスが原因ではないか？

回答：生物学的なものがうつ病と関連していることは知っていますが、行動の変化がからだの化学物質に影響を与えることも知っています。うつ病はさまざまな原因からなる複雑な状態です。しかし、幸運なことに、治療できる問題ですし、さまざまな治療法が助けになります。

● 薬はどうなのか？

回答：抗うつ薬は多くの人に効果的ですが、私が提案する心理療法、すなわち行動活性化もまた、うつ病の効果的な治療法であることが実証されています。加えて、行動活性化の効果は、治療が終了した後も続くことが研究で示されています。行動活性化で学んだことは、治療を終えた後でも将来の再発を予防するのに役立ちます。

● このアプローチは単純すぎないか？

回答：このアプローチの考え方はわかりやすいですが、実際に行うのは難しいと思います。そのために、私の役割は変化の過程であなたのコーチになることです。一緒に協力しながら、活動的になり、生活上の問題を解決し、気分がよくなるために、段階的にあなたをガイドしていきます。行動活性化は強力なアプローチですが、「そんなに単純だと思うなら、あなたはすでに行ったことがあるでしょう」と私は言うことにしています。

● この「活性化」課題は不可能に思える。私はとてもベッドから出ることができない。本当に役に立つのか？

回答：抑うつ的なときは、不可能に思えるし、うまくいくかどうか疑うことは理解できます。たくさんの人がこのような質問をしますが、活動的になるにつれて、最初は不可能に思えたことが簡単になっていくことがわかります。このアプローチは、非常に実践的です。私の仕事はこのアプローチを扱いやすくし、今できる活動を開始する状況や方法がわかるように手助けすることです。このアプローチは多くのうつ病の人に作用する、ということを覚えておくことも役に立つようです。成功を保証しますとあなたに言うのは、誠実ではありません。私はあなたと一緒に努力しながら、今あなたがいるところから始め、そこから築いていきたいと思っています。一緒に前へ進んでいけば、より実現可能に思えてくるでしょう。もしあなたにその気があれば、私たちは非常に小さなステップから始め、結果を観察し、そして次のステップに進んでいけます。

●抑うつ的なときに、そうではないかのように振る舞うのは、見せかけではないか？
回答：この質問はよく耳にします。スッキリしないかもしれませんが、あなたの気分が「落ち込んでいる」ときであっても、約束に従って行動することは、見せかけでも不誠実でもありません。まるで抑うつ的ではないかのように振る舞うことで、気分をよくする行動ができるようになり、気分や幸せを支える生活を築く助けとなる行動ができるようになります。
●とても忙しすぎてうつ病になったのに、どうしてさらに活動を増やすのか？
回答：あまりに多くのことが、実際、あなたの前にあるのかもしれません。これらすべての活動がどのように役立っているか、一緒に調べましょう。もっと問題を解決し、活動を十分行い、気分に圧倒されないように、私はあなたの手助けをしたいと思っています。
●他の治療法でうまくいかなくても、行動活性化でうまくいくのか？
回答：行動活性化は決して万能薬ではありません。研究結果からは、このアプローチがうつ病の人の助けとなることがわかっています。私はクライエントに「実験のようにこの治療を行ってみたら、どうなるでしょうか？」とよく尋ねています。しばらく一緒にやってみて、このアプローチがあなたに役に立つかを、見てみることができます。成功は保証できないので、4、5セッション後、調子がどうかを話し合うときに判断しませんか？ そのときに、何が役に立ち、何が役に立たなかったのかについても、話し合いたいですね。どう思われますか？

注：この表には行動活性化のセラピストが頻繁に尋ねられる質問をいくつか紹介した。回答例は完璧な応答を意図しているわけではなく、むしろ典型的な応答のエッセンスを載せている。

出典：*Behavioral Activation for Depression: A Clinician's Guide* by Christopher R. Martell, Sona Dimidjian, and Ruth Herman-Dunn. Copyright 2010 by The Guilford Press.
個人的な使用のためにこの表を複写する許可を本書の購入者に与える。購入者は、The Guilford Pressのウェブサイトの本書のページからこの表のより大きい版をダウンロードすることができる。

あるということは認めますが、うつ病を克服することは非常に難しいという、十分な根拠に基づいた見解も統合しています」と答えている。実際私たちは、活動的になるというほぼ不可能なことを要求されているとクライエントが思うようなことを主張している。変化のプロセスを単純化しすぎているという懸念を処理するために、私たちは、変化は簡単ではないが、セラピストの重要な仕事は先に述べたようなガイドやコーチとして支援することであると強調している。

うまくいけば、うつ病のクライエントに行動活性化モデルを説明しながら、治療関係の基礎を築くことができる。初回面接で得られた詳細な情報をもとにモデルに命が吹き込まれ、セッション中のケースの概念化によって「治療関係」ができ、クライエントの状況の理解が始まる。概念化は常に仮説として提示される。仮にクライエントのうつ病の原因や維持要因を、最初からわかっていると考えるセラピストがいたとすれば、そのセラピストは愚か者である。そうではなく、仮説を立て、仮説を検証し、治療で用いるさまざまな戦略を組み込んだモデルを提供しなければならない。治療初期には広範囲な治療目標が立てられるかもしれないが、そこから1週間の目標をいくつか立てることになる。機能分析（functional analysis）——すなわち、行動が生起する状況と行動の結果の分析——は、治療の最初から最後まで行われる。とりわけ、うつ病を維持している可能性のある行動についての仮説を立てるためには、行動の機能と、その行動がクライエントにどのような影響を与えているかを調べる必要がある。例えば、お店に行くために古いトレーニングパンツを着るという行動は、快適さやすばやく用事を済ませることができるという機能があるのかもしれないし、あるいは、おしゃれな服を着るために必要な時間を割いたり自己注目したりすることを避けるという機能があるのかもしれない。

各セッションの構造化

行動活性化の治療セッションのすべてには、一般的な構造がある。主な要素には、前回セッションからの進歩を検討する、アジェンダ設定をする、クライエントの理解に関心を向ける、フィードバックを求める、そしてホームワークを利用するという要素がある。加えて、活性化への焦点を維持することで、各セッショ

ンを構造化するという要素もある。これらは、セッション、クライエント、あるいはセラピストによって異なっているかもしれないし、同一セッション内でも細かなところでは異なっているかもしれない。このような柔軟性があるにもかかわらず、各セッションでの構造化戦略は、生活の中でクライエントの活性化を支援する上で、セラピストとクライエントが道を外れずに進んでいくことを確かなものにする。

　アリシアの場合は治療の焦点が抑うつであったため、セラピストが第2セッション（そしてその後すべてのセッション）の初めに求めた活動は、ベック抑うつ質問票・改定版（BDI-II, Beck & Steer, 1987）に回答することであった。BDI-IIによって、行動活性化の構造化戦略の1つ、すなわち前回セッションからの進歩を検討した。うつ病のクライエントとかかわるセラピストの多くは、治療の進歩をモニターするために、BDI-IIのような自己評定尺度を使用しているが、各セッションの初めに1～10点のスケールで、抑うつ気分や他の症状に関する言語報告を求めるセラピストもいる。これでも治療の進歩や後退を数量化することができる。また、併存症を評定するために、ベック不安質問票（Beck et al., 1988）のような不安尺度を使用することもある。クライエントの気分やうつのモニタリングに加えて、追加した治療目標をモニタリングするために、標準化された別の尺度を使うこともある。抑うつ（例：Nezu et al., 2000）や不安（例：Antony et al., 2001）に関する量的尺度は、実証された尺度による情報を提供してくれる。これらの尺度によって、クライエントの改善の詳細をよりよく理解する複数の情報が得られる。しかし、尺度が多すぎてクライエントに負担を与えないように、情報量と必要性のバランスをとる必要がある。

　時間経過に沿って尺度の得点をグラフ化することは、セラピストとクライエントの双方に有益である。グラフによって気分の変動がいつ生じたのかを理解でき、治療がうまく進んでいるか否かを知ることができる。クライエントが順調に改善しているときは、客観的なスコアのグラフ化によって、進歩しているという希望が視覚的にわかる。逆に、クライエントに改善が見られないときは、アセスメント、ケースの概念化、そして／もしくは活性化計画を再検討する必要性がわかる。

　各セッションで客観的尺度を使用するからといって、クライエントの生活上の

他の領域の進歩をチェックする必要性がなくなるわけではない。クライエントに1週間あるいは一定期間の気分の全体的評定や、活動水準の詳細を尋ねたほうがよい場合もある。こうした情報はホームワークの検討からも得られるが（後述）、各セッションの最初のチェックイン（check-in）は、いろいろな理由で有益である。セラピストが治療時間以外のクライエントの生活に関心を持っていることを示すことになる。顕著な改善あるいは悪化に気づいたときの、アジェンダ設定にも役立つ。

　前回セッションからの進歩の検討の次は、通常、アジェンダ設定が最優先課題となる。アジェンダ設定に費やす時間は短いが、優先順位や各項目に費やす時間を含めて、アジェンダは詳細であればベストである。アジェンダ設定で最も重要なことは、クライエント自身が重要な話題を提案し、セラピストはクライエントが目標を達成するのを支援するために、活性化に焦点を当てた話題に留意することである。ほとんどの認知療法や行動療法と同様、アジェンダ設定は協同的なプロセスであり、クライエント自身がアジェンダを提案し、優先順位を決め、セッションが進むにつれて生じる変化について話し合っていく。もしセッション中に合意したアジェンダから逸脱したら、セラピストはその方向が容認できるか、その回り道がクライエントの目標や優先事項に役立っているかを、クライエントとチェックすべきである。

　各セッションを構造化する鍵となる別の要素は、方向づけ（orienting）と、フィードバックを求めることである。方向づけは、私たちの友人であり同僚のマーシャ・リネハンが述べているように、「わからないことを治療から取り出す」助けとなり、治療手続きについての理論的根拠をクライエントに与える。フィードバックを求めることは、クライエントがそのような手続きを理解したという確証を得るのに役立つ。行動活性化モデルの方向づけについてはすでに論じたが、たいていは、第1セッションあるいは第2セッションで行われる（もっとも、セラピストはすべての治療過程で頻繁に行動活性化のモデルに立ち戻るが）。また、それぞれのセッションで、セラピストは技法の使用手続きをクライエントに方向づける。例えば、明確な理由を説明してから、活動をモニターするよう求める。このようなモニタリングは、クライエントとセラピストが行動パターンや活動／気分の関連についての情報を集める上で有益である。行動活性化においては、活動

記録表を課す前にこのような理論的根拠をクライエントに説明することが重要である。また、クライエントが理論的根拠をどの程度理解し、同意したかについてフィードバックを求めることも重要である。

　各セッションは、頻繁にホームワークを利用するようにも構造化されている。それゆえ、各セッションでは前回セッションで課したホームワークを検討し、次回セッションまでに行う新たなホームワークをクライエントに課す。すべての行動療法あるいは認知行動療法の重要なルールは、どのようなホームワークであろうとも、次回セッションで検討することである。ホームワークはクライエントを生活に再び取り組ませ、活動志向的な治療法としての行動活性化の体験を強化する。次のような、さまざまなタイプのホームワーク課題がある。

- 活動と気分のモニタリング
  これは行動活性化に不可欠であるため、第4章で詳しく述べる。モニタリング課題は、初期セッションでは標準的な課題、後期セッションでは修正された課題が用いられる。
- 活動スケジュール
  このタイプのホームワークは、第5章で詳細に述べるが、行動活性化全体の中で大きな部分を占めている。
- 活動の構造化／段階的課題割り当て
  生活上の大きな課題は、扱いやすい小さな部分に分割する。とりわけ、うつ病の人には重要である。抑うつ的なときは単純そうな課題でも非常に難しい。一見すると小さく見える課題をより小さな単位に分割するには、非常に多くのスキルがいる。段階的課題割り当てについては、第5章で詳細に述べる。
- 体験への注目のエクササイズ
  クライエントが多くの時間を反すうに費やしている場合に課題となる。反すうは、活動を妨害する私的な行動である。このエクササイズは、第7章で詳細に述べる。
- 活性化への焦点の維持
  有能なセラピストが行う構造化の最後の要素は、各セッションの初めから終

わりまで、活性化への焦点を維持することである。活性化に焦点を当てながらセッションを続けることは、クライエントの生活状況や気分を改善させるために、クライエントは何をするべきかという議論に引き戻してくれる。「クライエントは何ができるか？」という質問を常に念頭に置くことで、セラピストは頻繁に、今ここでの話し合いや、今後の行動計画の話し合いに目を向け直すことができる。

活性化への焦点の維持は、セラピストがクライエントの精神生活や過去の問題に関心を示しながらでも遂行できる。第4章でより詳細に論じるが、アセスメントを行ったり、クライエントの過去の体験について話し合ったりしているときでさえも、活性化への焦点を維持することは可能である。行動活性化のセラピストがクライエントの過去について話し合うときは、ケースフォーミュレーションの文脈で話し合う。この情報からは、クライエントの生活上の強化と弱化の随伴性についての仮説が得られる。そして、クライエントが今ここでできること、さらには再び取り組める可能性のある方法についての指針が得られる。例えば、アリシアは、昔、母親に家から追い出されて以来、傷ついていた。最終的には母親と親密な関係を再構築したが、2歳年下の妹とは疎遠なままであった。治療の中で彼女は、母親とのことでどれほど悲しかったかということや、今なお感じている強い苦痛について語った。彼女にとっては、このことをセラピストに話すことさえ苦しいことであった。セラピストはこの話題が、悲しみ、怒り、罪悪感、恥といた感情に向いたとき、彼女がそうした感情を回避せずに、感情に接近し、重要な目標に向かって活性化できるように会話を構造化した。治療で苦しい感情について話し合い、そうした感情に浸ることで、彼女が強く望んでいるが同時に恐れていた年下の妹や弟との関係を、ゆっくりと再構築していく方法について考える機会が得られた。

アリシア　　母と最悪だった昨年のことを考えることを、やめることができません。母は妹と弟の前で、とてもひどいことを私に言いました。母が言ったことで正しいこともあったとは思いますが、気分が悪くなります。妹や弟は母が正しいと思っているようです。母がどれだけ気

	難しかったかについて、私が若かった頃は妹たちに話すことができませんでした。母はたくさんお酒を飲み、私はとても反抗しました。妹たちが物心つく頃までには、母は酒をやめました。でも、私と母の関係はひどいものでした。妹たちは私を責めていると思います。
セラピスト	あなたは妹や弟さんとのかかわりを強く望んでいるようですが、そのことを考えると気分が悪くなるようですね。先週はそのことを考えるのに、多くの時間を費やしましたか？
アリシア	考えるのはほとんど日曜日でした。私は妹に「こんにちは」とだけ電話をしようと考えました。でも日曜日なのにいつも最悪でした。昔、私たちは日曜日には幸せそうなふりをして過ごしていました。母はお酒を飲んで機嫌よさそうでしたが、私は本当に気が狂いそうで、多くのくだらないことでカッとなっていました。妹は私のかんしゃくを覚えています。妹の日曜日を台無しにしたのは私かもしれませんが、私にとって日曜日がどれほど恐ろしかったかを、妹は知りません。
セラピスト	それで、あなたは日曜日になるとそのようなことを考え、そして妹さんには電話をしないと決めたのですか？
アリシア	はい。実際、いろんなことを考えています。特に、妹と弟の前で母と口論したことについて。母はほとんどのことで私を責めていました。妹や弟も同じように、私を責めているのでしょうね。
セラピスト	それで、あなたは電話をするときに、その話題を持ち出されたくないのですね。妹さんと話すときに、何か楽しみにしていることはなかったのですか？
アリシア	妹が新しい猫を飼っていることを知ったので、ぜひそのことを聞きたかったです。それから、妹は私の仕事について何かいい考えを持っているかもしれません。電話をしたら、妹はとても賢いし、助けてくれるかもしれません。でも、いつも電話しないので妹は傷ついていると思いますし、電話をしないことの言い訳をしなければならないのではないかと気になります。
セラピスト	それで、あなたは不快な気分になることと、惨めな日曜日を思い出

すことを回避していたのですね。しかし、妹さんと話すことで得られる利益を見逃していますよ。

アリシア　私は妹が自分の猫を私に見せることができるように、パソコンでウェブ通話を提案することを考えていました。子猫だと思いますし、私の飼っている犬がそれを見て、興奮するかどうかを見るのも楽しみだと考えていました。でも私は、母が私よりも妹をどれほどかわいがってきたか、そして、妹が昔のくだらない生活について、どれほど私を責めているかを思い出したくありません。思い出すと、みんなの生活を台無しにした愚か者だったときのように、孤独感が襲ってきます。

セラピスト　あなたがそのように感じたくないし、自分自身をそのように考えたくないと思うことは、もっともなことですね。それでもあなたが私に話してくれたことは、妹さんに助けてほしいということですね。日曜日ほど具合が悪くならないで、彼女に電話をかけることのできる日はありませんか？

アリシア　うーん。

セラピスト　彼女と電話を楽しめそうな日はありませんか？

アリシア　金曜日の夜は電話しやすいかもしれません。妹は1週間の仕事は終わっているだろうし、恐ろしい日曜日のような気分ではないかもしれません。

セラピスト　ということは、もし彼女に電話をかけるとしたら、日曜日以外でもっとかけやすい日があるということですね？

アリシア　そうですね。

セラピスト　今週は、その計画について話し合いませんか？

　セラピストは、妹とのより親密な関係を発展させるという重要な目標を扱うために、現在採ることのできる具体的なステップは何かということに焦点を当てるように、アリシアに働きかけた。その過程の中で、アリシアの生活歴で関連のありそうな状況を検討した。ただし、会話の焦点は、重要な生活の目標に向けて活性化するために、アリシアが今までとは違って何ができるかということに戻った。

要約すると、行動活性化におけるセッションの構造化は、他の行動的・認知行動的治療法と同じであり、治療は目標志向的であり、各セッションはクライエントとセラピストの協同作業で設定されたアジェンダによって展開していく。行動活性化には各セッション特有の構造はなく、治療はクライエントごとに異なるが、治療指針となる10原則はセラピストに次のような構造を提供する。すなわち、セラピストが自らのスタイルをクライエントに合わせ、正の強化子と接触し、抗うつ行動に取り組む可能性が増えるように、クライエントの活性化を支援するということである。

セラピストのスタイル

　行動活性化は活動志向的な治療法であり、セラピストが治療を構造化し、活動性を促進させるスタイルが重要となる。この節では、認証（validation）、協同、非審判的態度、温かさと誠実さ、セッション中の適応行動に関する報告や表現の強化、というセラピストのスタイルの鍵となる特徴を論じる（表3.2参照）。これらのスタイル戦略の多くは、他の心理療法と同じであり、必ずしも行動活性化特有の要素ではない。しかし、行動活性化においても重視される。変化のプロセスについてのセラピストとクライエントの相互交流は、非常に重要な役割を果たす。

認　証

　クライエントを認証するということは、クライエントの体験を認め、理解していることを示すことである。認証は、多くの行動療法の文献に書かれているが（例：Linehan, 1993）、行動活性化においても重要である。実践書で広く論じられる基本的な傾聴スキルのすべてが要求される。クライエントを「読み取る」ことに熟練することは、行動活性化の中核となる要素である。クライエントが述べたことには、言い換え（rephrasing）あるいは反射（reflecting）のスキルを使う。クライエントの微妙な、あるいは非言語的なコミュニケーションに正確に応答することは、認証の重要な一部である。例えば、アリシアが参加していた社会活動について話をしているとき、彼女は視線をセラピストの顔から足もとに移した。このよ

表3.2　有能なセラピストのスタイルとスタンス

- セッションの構造を維持する。
- 活動志向性を保つ。
- クライエントの体験を認証する。
- クライエントと協同する。
- 非審判的である。
- クライエントに温かさと誠実さを示す。
- 適応行動に関する報告や表現を強化する。

出典：*Behavioral Activation for Depression: A Clinician's Guide* by Christopher R. Martell, Sona Dimidjian, and Ruth Herman-Dunn. Copyright 2010 by The Guilford Press.
個人的な使用のためにこの表を複写する許可を本書の購入者に与える。購入者は、The Guilford Press のウェブサイトの本書のページからこの表のより大きい版をダウンロードすることができる。

うなことが数分続いた後、セラピストは「あなたはメグとの夕食について話をするときは、私を見ていませんでしたね。今、話をしているときに何か変わったことはありますか？」と尋ねた。彼女は泣き出し、「ええ、夕食に行った充実感はありましたが、メグとひどい時間を過ごしました。私はメグに起きたよいことに嫉妬し、そのように感じる自分をくだらないと思いました」と述べた。もしセラピストがアリシアの微妙な態度の変化に注意を向けていなかったら、夕食に出かけたという活動は、アリシアに充実感をもたらしたと単純に論じられただけで、嫉妬心や罪悪感を生んだと論じられることはなかっただろう。

　効果的な認証とは、クライエントの歴史や現在の文脈に基づいて、体験を理解しているということを伝えることである。セラピストは初回面接ではクライエントの生活に影響を与えた過去の出来事に注意深く耳を傾ける。そして、うつ病の行動活性化モデルを提示しながら、抑うつに悪影響を与えているライフイベントをクライエントに反射する。これは、セラピストが話を十分に理解したということを、クライエントにチェックしてもらうよい機会になる。セラピストはまた、クライエントの体験している抑うつ症状を話題にする際は、クライエント自身の言葉を用いる。さらに、クライエントの生活史や現在の気分から理解はできるが、

うつ病を悪化させ、正の強化への接近を減少させ、生活をさらに混乱させている症状への反応をリストアップする。そのような抑うつ症状への反応は、二次的問題（secondary problems）と見なされる（Jacobson et al., 2001；Martell et al., 2001）。ほとんどのクライエントは、セラピストと行動活性化モデルについて話し合う過程が、認証的であり、適切であると体験的に理解する。もしクライエントが治療に同意しなければ、セラピストはクライエントが体験している考えに心を開き、提示したモデルを修正していく必要がある。認証が不適切であるということは、クライエントとの相互交流で「ポイントを外した」ということである。セラピストは、そうした誤った理解を防ぐようにする。

　以下に、78歳のうつ病のクライエントとセラピストとの間の、適切な認証の例を示す。

クライエント　先週のホームワークだった、手紙を送るための切手を買いに郵便局へ行くことは本当に大変でした。

セラピスト　何が大変だったのですか？

クライエント　第一に、お尻と膝がとても痛かったので、郵便局までの6ブロックを歩くために、痛みが治るまで待たなければなりませんでした。それに、アパートの階段を昇ったり降りたりしなければなりませんでした。食料雑貨類は買わなくてよかったので、出かけませんでした。

セラピスト　そうでしたか。あなたに苦痛を与えてしまってすみませんでした。からだの痛みは、先週私たちが話した計画を実行するのに障害になったようですね。

クライエント　はい、そうです。

セラピスト　先週、子どもさんとつながっているという気持ちが、あなたにとっていかに大事かという話をし、子どもさんに手紙を規則的に送る計画がよいのではないかと思いました。痛みが障害になるとわかりましたが、この計画を続ける価値があるとまだ思われますか？

クライエント　続けたいです。でも、できるかどうかわかりません。

セラピスト　いいご質問ですね。きっと切手を手に入れる別の方法があるはずで

クライエント	すよ。今日、もう少し話してみませんか？
クライエント	はい。でも、最近はインターネットで切手が買えると思っていらっしゃるのでしょうが、私はやったことがありません。
セラピスト	インターネットにアクセスできますか？
クライエント	コンピューターはほとんど使用しませんが、アクセスしようと思えば可能です。
セラピスト	それでは、階段を昇ったり降りたり、痛みがあるときに歩き回ったりせずに、切手を手に入れる方法について話し合いましょう。

　この話し合いの中で、セラピストはクライエントの困難さを、現在の体験という文脈の中で認証していった。クライエントが言いたかったことを理解し、そのことが信用でき、妥当な体験であると認めていることを伝えた。同時に、これまでに話し合った活動計画に従って行動するように励まし続けた。このようにしながら、セラピストはクライエントの考えを認証し、クライエントにとって望ましい行動である手紙による子どもとの接触ができるように、代替行動をとるという問題解決を援助した。

協　同

　行動活性化での協同の重要性は、治療の中に浸透している。セラピストが行うすべてのことは、行動活性化のモデルの提示から、クライエントの行動のモニタリング、活性化戦略まで、クライエントと協同しながら行われる。協同的なセラピストは、セッション中にクライエントの積極的な役割を促し、「チーム」として機能するように責任を共有する。例えば、それぞれのセッションで、セラピストはアジェンダ設定に際してクライエントの考えを協同的に求めることから始め、適切なホームワークに協同的に同意することで終わる。

　協同のアンチテーゼは、セラピストがセッションを独占したり、アジェンダを強制したり、逆にクライエントに過剰に受動的な応答をすることである。セラピストは活性化治療の専門家であるが、クライエントは自分自身の体験の専門家である。協同的な態度をとれないセラピストは、このようなスタンスがとれない。セッションの重要な転機で柔軟になれない。対照的に、協同的なセラピストは、

クライエントの行動に上手に反応し、アジェンダや介入を適切に修正できる。

非審判的態度

うつ病のクライエントとの治療は、特にクライエントが計画した行動を行わなかったり、気分があまり変化しないと報告したりするときなどはチャレンジしがいがある。例えば、前回セッションで毎日シャワーを浴びるという計画を約束したクライエントが、治療にやってきたとする。セラピストとクライエントは一緒になって、前回セッションでこの計画を注意深く具体的に立て、実行可能な活動計画が作成できたという気持ちでセッションを終えたとする。しかし、1週間後に現れたクライエントは、「苦しい1週間で、シャワーは浴びなかったし、家から外へも出かけなかった」と報告する。このようなとき、クライエントを責め、変化がすぐに起きなかったことで不満を表明することは簡単である。しかし、このような状況でセラピストは、クライエントの行動に過剰に反応したり過小評価したりせずに、非審判的で冷静な態度で反応しなければならない。非審判的な態度は、クライエントを敵意的、屈辱的、批判的に扱っていると認知される可能性を少なくする。セラピストは、変化の妨げとなっているものを理解し、より効果的な行動計画を作成するために、クライエントと協同することに焦点を当て続ける。第8章で、非審判的に応答しながら活性化に挑戦するためのトラブルシューティングを紹介する。

温かさと誠実さ

行動活性化を実践する鍵は、誠実な態度でクライエントに温かさを表現することである。ほとんどのセラピストにとっては、クライエントとの関係で、温かさと誠実さの感覚を体験することは簡単である。誠実であることによって、セラピストはこれまでと同じ一貫したスタイル、すなわちクライエントと自然にかかわりながら、温かい気持ちを伝えることができる。一方、クライエントと共感的関係が作れないセラピストは、冷たく思いやりがないように見える。クライエントが非常につらい喪失感を話している、3つの例を考えてみよう。例1は、セラピストは非共感的である。例2は、偽の共感的反応を行っている。例3は、温かく誠実である。

〈例1〉

クライエント　5カ月前に、一番の親友が仕事に向かう途中、自動車事故で亡くなりました。実は、その日私は病気で家にいたので、テレビニュースで事故車を見た瞬間、死んだのは彼女だとわかりました。

セラピスト　テレビで見たなんて、とても偶然ですね。

クライエント　そうかもしれません。衝撃的でした。すぐにその友人の携帯に電話をかけたら、警察官が電話に出て、事故があったと答え、彼女の家族に連絡する方法を知らないかと尋ねてきました。

セラピスト　へーっ。

クライエント　私は彼女の最後の瞬間のことを考え続けてばかりいます。とても怖かったに違いありません。

セラピスト　あなたはそのように繰り返し考えることで、自分を苦しめているようです。行動活性化であなたを混乱させている反すうの代わりになることを、一緒に探していきましょう。

〈例2〉

クライエント　5カ月前に、一番の親友が仕事に向かう途中、自動車事故で亡くなりました。実は、その日私は病気で家にいたので、テレビニュースで事故車を見た瞬間、死んだのは彼女だとわかりました。

セラピスト　うん、うん。悲しそうな声ですね。とてもつらかったのでしょうね。

クライエント　とてもつらかったです。そして今もつらいです。私は彼女の最後の瞬間のことを考え続けてばかりいます。

セラピスト　考えを繰り返し続けるのは問題だと思います。

〈例3〉

クライエント　5カ月前に、一番の親友が仕事に向かう途中、自動車事故で亡くなりました。実は、その日私は病気で家にいたので、テレビニュースで事故車を見た瞬間、死んだのは彼女だとわかりました。

セラピスト　えっ。友人が突然亡くなったなんて怖いですね。車を見つけたなんて、とても怖かったでしょうね。

クライエント　はい、ほぼ間違いなく彼女の車だと思いました。すぐに彼女の携帯に電話をかけたら、警察官が電話に出て、何が起きたのかを教えてくれました。

セラピスト　その情報をどのように処理していきましたか？

クライエント　実は、私は取り乱していた気がします。警察官は、彼女の家族に連絡をとる方法を知っているか尋ねてきました。私は母親の名前を知っていました。彼女の携帯電話に、母親の連絡先が残っていたかもしれません。

セラピスト　あなたはそのとき、1人だったのですか？

クライエント　はい、1人きりでした。誰かに電話しようとは考えませんでした。警察官は事故処理で忙しそうで、彼女の携帯電話を詳しく調べる機会がなかったと思います。私は母親の名前は知っていたのですが、とっさに思い出すことができませんでした。結局、私が彼女の家族に電話をする代わりに、警察官が電話をしました。

セラピスト　そのようなショックな状態で、細かなことをすぐに考えつくことは、誰にもできないと思いますよ。

クライエント　私は彼女の最後の瞬間のことを、考え続けてばかりいます。とても怖かったに違いありません。

セラピスト　考え続けるのはとても当たり前なことだと思いますよ。

　これらはほんの一例にすぎないが、同じようなセラピストの行動を観察することがある。例3では、意図的にクライエントの詳細を示した。セラピストが誠実で温かければ、クライエントは心を打ち明けやすくなる。冷たくてよそよそしかったり、見せかけの温かさを示したりする人よりも、本当に気遣っているように思える人を信用しやすい。クライエントに温かい感情を向けることは、最も熟練したセラピストでさえも時として骨が折れる。そのようなときは、臨床家として、基本的な治療モデルとケースの概念化に戻り、クライエントの生活上の文脈や歴史の中で大事なことを見逃していないか、自らに問いかけてみるとよい。また、非審判的で、問題解決的なアプローチを思い出してみるとよい。気難しかったり、敵意的であったり、反抗的なクライエントと出会ったら、そのように行動するよ

うに条件づけられたクライエントの生活を思い起こしてみるとよい。反抗的なクライエントの多くは、生活の苦しみを自覚しているということを思い返すことで、セラピストとしての共感性が高まる。クライエントが課題を行わない、あるいは治療に一生懸命取り組まないことで繰り返し反抗する場合は、クライエントの行動に影響を与えている随伴性に好奇心を抱きながら、問題解決を行うべきである。最後に、コンサルテーションチームによる継続的なサポートを受けることは、たとえ治療の進歩が遅い場合であっても、クライエントに対して誠実さや温かさを維持する上で有益である。

セッション中の適応行動に関する報告や表現の強化

　クライエントは、さまざまな形でセッション中に適応行動を示す。前回セッションから行っている積極的な行動を、言葉で伝えようと準備しながらセッションに来る人もいる。ホームワークの日誌や言葉で、社会活動、エクササイズ、職場や家での課題を報告する人もいる。中には、セッション中に活性化や取り組みの増加を瞬間的に示すことで、適応行動の改善を表現するクライエントもいる。例えば、これまではセッション中にうつ向いているだけであったクライエントが、姿勢を正して、頻繁にアイコンタクトをするようになる。
　適切な適応行動に関する報告や表現を、どのように強化すればよいかという処方箋はない。強化するにはコツがある。結果あるいは報酬が間違いなく強化的であったとわかるのは、目標行動の増加がわかったときのみである。したがって、セラピストは臨床的な専門知識、クライエントに関する知識、そして、何がポジティブな変化を強化する可能性が高いか、勘を働かせる必要がある。ほとんどのクライエントにとって、賞賛、誠実な共感、セラピストからの注目は、重要な強化子である。クライエントの活動記録表への注目、「それはすごいですね！」といった言語表現、姿勢を正した温かい応答などは、クライエントを強化する一例である。例えば、とても非活動的であったクライエントが、生鮮食品を買うためにスーパーに出かけたことを報告したとき、セラピストは誠実な関心と好奇心で次のように応えた。「あなたがスーパーに出かけられたことは変化ですね。難しかったですか？　そのように行動されたことで、あなた自身どのようなことが得られましたか？」。このように応答することで、セラピストは変化を知ったこと

を伝え、それがクライエントの努力であることを評価し、この第一歩が重要であるということを、開かれた質問（open-ended questions）によるコミュニケーションで行っている。

　キーポイントは、適応行動に関する報告あるいは体験に、常に敏感になり、クライエントがポジティブな変化を続ける可能性を増加させるように応答することである。熟練したセラピストは、どのような目立たないことにも気がつく。適応行動に関するどのような報告や表現であっても、注意深く強化していくチャンスとなる。

要　約

　行動活性化は、構造化された活動志向的な治療法である。治療過程はそれぞれのクライエントに応じてカスタマイズされるが、治療構造とセラピストの一般的なアプローチは一貫した特徴を持っている。表3.2に、代表的なセラピストの「スタイル」の一覧を示した。セラピストはそれぞれのセッションでアジェンダを協同的に設定し、治療で求められる重要な目標である活動を念頭に置きながら、治療を構造化する。必然的に、クライエントのうつ病と、うつ病が生じる文脈について理解することから始める。そして、治療目標となる行動を、増加させるのか減少させるのかを考える。セラピストは認証や非審判的な態度で、クライエントが治療の理論的根拠と期待される効果を理解していることを確かめながら、クライエントとの協同作業を進める。セラピストはまた、治療セッション中のクライエントの適応行動に関する報告や表現を強化していく。これらの治療の要素は、次章から論じるアセスメントや、活性化戦略を効果的にするために必要である。

第4章　抗うつ効果のある行動の同定

> 人生は、未知なる世界への進出と、そのようにして獲得された新しい知識と調和した行動を形成することで成り立っている。
>
> レオ・トルストイ（1828～1910）

　アリシアは毎日憂うつであった。このように落ち込む日が続いたことは記憶になかった。彼女は自分を心配性だと思っていたし、不安感は煩わしかったが、自分が自覚している深刻なうつほどには気にならなかった。彼女のセラピストは、彼女の不安感や対人関係の問題に加えて、うつと関連した行動や状況をもっとよく理解するために一緒に取り組みましょうと言った。彼女は奇妙に感じた。「私はいつも怖い──なのに、行動や状況を特定する目的は何なのだろうか？　いつも抑うつ的で、心配なのに」と思った。セラピストは、毎日の体験に特別な注意を払えば、気分の変動がわかるかもしれないと述べた。2人は彼女が治療に訪れたその日の朝のことについて、詳しく話し始めた。セラピストは彼女に、さまざまな行動と結びついた抑うつ気分や他の感情について尋ねた。

　アリシアは食料雑貨店に向かって歩きながら店のことを考えたときに、たぶんほんの少しだけ気分がよくなったと報告した。それはとても短い時間であったが、彼女は「それって本当に重要なことなのだろうか？」と思った。店から帰るほんの数分後には、再び抑うつ的になり、アパートの部屋に入ると全身からすべてのエネルギーが流れ出てしまうようだった。

　これを聞いたセラピストは、アパートにいるときに気分が悪化することがよくあるかどうかを尋ねた。アパートと最近起きたつらい出来事が、結びついているかもしれないと思った。話を続けながらセラピストは、アリシアがアパートで行

っている活動に注目し始めた。2人は、彼女が「愚かな時間の無駄遣い」と表現する、ベッドの中で寝たり起きたり、雑誌を読んだりすることがよくあるということを話し合った。彼女はアパートでは孤独で、何もする気がしないことを認めた。

アリシアは友人たちが離れていく原因になったと思われる、苦痛だがよくあることを語った。彼女は電話の鳴る音を怖がっていた。彼女の電話機には、ナンバー・ディスプレーと発信者の声が聞こえる機能が付いていた。彼女は孤立していたので、電話が鳴るたびに緊張した。友人が遊びに来たいとか、一緒に遊びに行こうと電話をしてきたのではないかと怖がった。もし電話の相手がセールスマンであったりすると、少しいらいらするが、ほっとした。もし友人だったら、しばらくの間音声を聞き、そしてボリュームを下げた。名前が聞き取れないときはいくぶんほっとしたが、少しだけ録音メッセージに注意を向けながら削除するまでは、完全にほっとすることはできなかった。彼女は「気分がよくなったら、折り返し電話をしよう」と自分に言い聞かせながら、うたた寝をし、結局より強い虚しさと孤独感で目を覚ました。

導 入

　行動活性化は、個性記述的な（idiographic）治療法である。治療介入は、それぞれオーダーメイドで行われる。アリシアの治療過程は、うつの治療を求める他のクライエントの治療過程とはまったく異なったものに見えるに違いない。このような柔軟な治療を提供するために、セラピストはどうすべきかを、どのようにして決めているのだろうか？　アリシアのセラピストは、彼女のうつを少しずつ治し、健康を維持させるために、介入の焦点をどこに当て、変化のプロセスをどう進めていくかを、どのように考えているのだろうか？

　行動活性化の基本は、アセスメントの過程にある。アセスメントを通して、セラピストは治療を個別化していく。クライエントの問題を維持している要因は何か、改善に導く要因は何かを解き明かし、どのような治療目標がうつを緩和し、大切な人生の目標に向かって進んでいく助けとなるかを明らかにしていく。本章では、その方法を説明する。まず、アセスメントの最初の過程であるクライエン

トの個々の目標（goals）を理解することについて述べる。次に、行動活性化におけるアセスメントの「方法」について説明する。多くの行動療法と同様に、アセスメントは治療の最初から最後まで継続され、セラピストを導いていく。

目標のアセスメント

　アセスメントの過程は、クライエントの目標を探ることから始まる。これは非常に重要である。なぜなら、行動活性化は活動志向性の強い短期療法であり、治療目標は治療初期に明確にしておく必要があるためである。一般的な行動活性化の目標は、クライエントが生活の中にある報酬源との接触を多く体験し、生活上の問題を解決することを援助することである。ただし、具体的な目標は非常に個別化されている。

　目標をアセスメントする際は、クライエントとセラピストの協同作業が必要である。活性化を強調することがこの治療法の特徴ではあるが、クライエントにただ忙しくするように伝えればよいわけではない。実際、ほとんどのうつ病の人はすでにこのようなアドバイスを受けていたり、「やるだけだ！」と何回も自分自身に言い聞かせていたりする。しかし、もし彼らが簡単にソファーから起き上がり動き出すことができるのであれば、彼らは悩んだり専門家の援助を求めたりすることなく、すでにそうしているだろう。それゆえ「クライエントは何を望んでいるか？」を尋ねることから治療を始めることが重要になる。

　多くのクライエントは、気分がよくなることを最初から望んでいる。これは、うつ病の人の望みとしては理にかなっているが、達成するのは難しい。行動モデルでは、最終的に気分にポジティブな影響を与えると期待されているのは、活性化と活動への取り組みである。したがって、望ましい気分ではなく、望ましい行動と個人的な目標に変えることが重要である。人は長期目標の追求に向けて、多くの短期ステップを踏むことができる。短期目標に取り組むことは、クライエントに達成感や楽しみをもたらすよい結果となるだろう。どのような気分であろうとも、望ましい目標に向けて進むことは、クライエントを前進させ、生活状況を改善させる。

　クライエントの価値（values）を知ることも、適切な目標を同定するのに役立つ。

また、価値に焦点を当てることは、クライエントが矛盾し競合する目標に直面し、こう着状態にあるときにも有益である。ヘイズらは価値を目標と区別し、価値とは、個人に方向性を与えるが、（目標とは異なり）意図的に手に入れることのできない望ましい人生の結果であると定義している（Hayes et al., 1999）。人は価値に従って絶え間なく活動することができ、そうしながら、達成可能な目標を追い求めることができる。価値はいろいろな目標に向けて、人を動かすことができる。価値への焦点づけは、例えばアクセプタンス＆コミットメント・セラピー（ACT, Hayes et al., 1999）のような、行動的治療法の主要な考えである。ACTの価値のワークは、行動活性化と統合させやすいので、学ぶことをお勧めする。ダールら（Dahl et al., 2009）は治療における価値のワークの重要性を強調し、ACTに基づいた戦略を紹介している。目標と価値の探索を通して、セラピストはクライエントが望む生活に関する理解を深めることができ、目標をそのクライエント特有なものに個別化しやすくなる。

　例えば、よい友人であることに価値を置いている人の例を考えてみよう。彼は親友から、お客が来るため部屋を整理したいので、週末に重い家具を動かすのを手伝ってほしいと頼まれた。都合がつくのは彼だけであった。しかし、土曜日に眼が覚めたとき、とても憂うつで、無気力で、ブラインドを閉め切った家から出たくなかった。彼は今、2つの矛盾し競合する目標、すなわち助けを求めている友人を助けるという目標と、一日中引きこもって気分の悪さを改善するという目標を持っている。もし彼が自分の価値に沿って行動するならば、彼は友人を助けることを選択するだろう。そして、その日の終わりには気分が少しよくなり、引きこもりや抑うつ感も少なくなるだろう。家族、対人関係、仕事、余暇といった領域での、基本的な目標と価値をアセスメントすることは有益である。クライエントの目標と価値をアセスメントする、多くの創造的な方法が開発されている。ハプコら（Hopko & Lejuez, 2007）は、がん患者の抑うつ治療のための行動活性化に関する著書で、目標と価値をアセスメントする方法を紹介している。

行動アセスメントの基本

　行動活性化の原則3「抗うつ効果のあるものを見つける手がかりは、クライエ

ントの重要な行動の前後にある」は、行動活性化におけるアセスメントの「方法」へと導いてくれる。この原則は、重要な行動の前に何が先行し、後に何が後続するかに気づくことで、抗うつ的になるものの手がかりを探し、見つけ出すことを意味している。人はさまざまな状況、行動、そして気分がお互いに関連し合っていることに、概して気がついていない。特に、うつ病に苦しんでいる最中は、そのような関係に気づくことが難しい。アセスメントの過程は、クライエントとセラピスト双方に、これらの関係に関する重要な情報を与えてくれる。関係性を発見することは、治療目標に合致したターゲットを同定する助けとなる。

　では、どのように取り組むのだろうか？　まず、セラピストはクライエントが経験している鍵となる問題を明確にし、記述するための質問をする。次に、クライエントの行動の手がかりと結果のアセスメントを行う。さらに、特定の状況でのクライエントの行動の手がかりと結果の理解が深まったら、特定の時間や場所とは関係なく生じるクライエントの行動パターンのアセスメントを行う。このような行動パターンを理解することで、うつ病を緩和するために何を変化させるべきかがわかってくる。

　行動アセスメントを生産的に行うために、セラピストは行動の基本的な「ABC」を理解する。Aを理解するためには、すべての行動は文脈に依存する、すなわち、行動は特定の状況で生じるということを理解することが重要である。この状況を「先行刺激A（antecedents）」と呼ぶ。Bとは、私たちが理解しようとしている「行動（behavior）」のことである。パートナーとのけんか、欠勤、就職活動の失敗など、クライエントを治療の場に連れて来ることになるものである。それから、すべての行動には何らかの効果がある。これが「結果C（consequences）」である（図4.1参照）。それでは、行動Bを明確にし、記述する方法から詳細に述べていきたい。

行動の明確化と記述

　行動Bについて論じることから始める。問題行動を明確に定義し、記述することは重要である。行動アセスメントでは、行動を具体的な用語で理解するために、クライエントの行動についてたくさんの質問をすることが多い。通常、問題は、増加させたい行動、あるいは減少させたい行動として把握することが有益である。

図4.1 機能分析

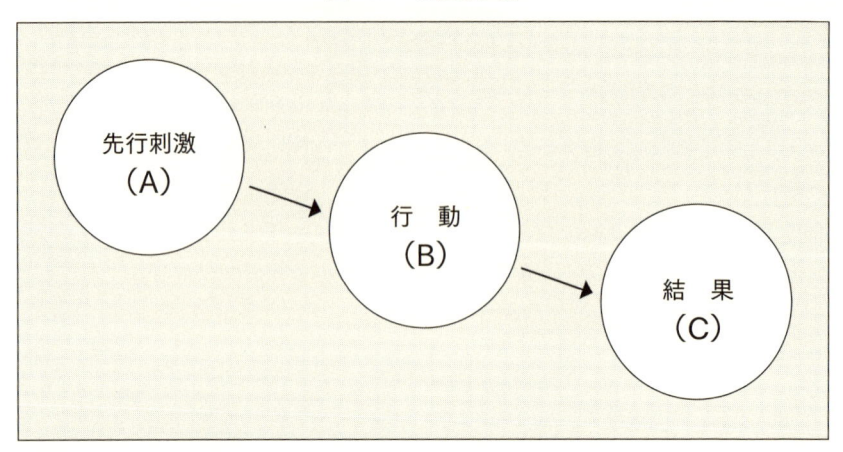

先行刺激（A）により、行動（B）が生じ、結果（C）がその行動を増やす（強化）、あるいは減らす（弱化）。

　増加させたい行動とは、クライエントが環境の中で正の強化が得られ、問題を解決し、生活の質を高める効果をもたらす行動である。これらの行動は増加させる必要がある。なぜなら、有能感、楽しみ、あるいは問題の解決を通して、生活に報酬をもたらすからである。これらの行動は、活動スケジュールによって増加させることができる。このトピックに関しては、第5章で詳細に述べる。他の増加させたい行動には、問題への積極的な接近や、問題解決法の利用がある。うつ病のクライエントは多くの問題を抱え、その問題に圧倒され、身動きがとれなくなっていることがよくある。セラピストはコーチとしてクライエントが課題をスモールステップに分け、優先順位を付け、必要なスキルを学び、問題に取り組むよう支援する。

　減少させたい行動とは、クライエントの生活をより困難にする、あるいは必要なことへの取り組みを妨害する行動であり、典型的には回避パターンである。例えば、反すう、一時的に気分はよくなるものの目標とは反対の行動、飲酒のような逃避行動や回避行動などがある。これらの行動は、短期的には嫌悪的な状況や文脈からの安堵感が得られるが、長期的には不適応的となる負の強化によって維持される。

　問題を明確に定義し、記述したら、クライエントの行動の先行刺激Aと、結果

Cを同定するという原則3を具体化することが重要になる。特定の状況でのクライエントの行動の理解ができたら、特定の時間や場所とは関係なく生じる重要な行動パターンを理解することも可能になってくる。

先行刺激と行動

　行動活性化において、AとBの関係は重要である。特定の先行刺激Aは、特定の行動Bが生じる可能性を増加させる。実際、古典的条件づけによって、特定の状況下で特定の感じや考えを条件づけることが可能である（Pavlov, 1927；Watson & Raynor, 1920；Wolpe, 1958）。古典的条件づけは、自然に対になった出来事が人間の行動に影響を与えることと関係している。環境内の出来事が、特別な条件づけの訓練なしに反応を誘発することがある。例えば、人は大きな音を聞くと驚愕反射が起きるが、もともと中性的な状況に強い感情を連合させることができる。例を挙げると、多くの人にとって広場を歩くことは中性的な出来事であるが、もし爆発物が設置されている軍の訓練場の隣の広場を長時間歩く経験をすれば、広場に近づくと恐怖を感じるようになるだろう。この恐怖感は、驚愕反射を引き起こす無条件刺激（大きな爆発音）と、中性刺激である広場が連合した結果である。爆発音がもたらす不安喚起特性を、広場が持ったことになる。

　このようなAとBの関係は、うつ病のクライエントの経験を理解するために重要である。ジャックの例が参考になる。彼は労働者階級の家庭で育ち、奨学金を得てエリート高校に進学した。彼には、身なりのいい同級生たちが学業や対人関係を難なくこなしているように見えた。その同級生たちから、彼は特定の社会的事項（労働者階級の子どもにはなじみの薄い有名なテニス選手のことなど）に詳しくないという理由で、からかわれた。彼は家族旅行をしたことがなかったので、同級生たちが夏休みを海外で過ごしたことを話しているときは、恥ずかしくて教室の中で浮いているように感じた。身なりのいい仲間を見ることは、自分の失敗や欠点に関するネガティブな考えを引き起こす刺激となった。この条件づけられた反応は成人になるまで続き、会社で役員レベルのポジションを得たときに顕著になった。役員会議に出席したとき、上流階級のたしなみを身につけた同僚がいるだけで、不安と否定的な考えが浮かんだ。彼は会社で多大な貢献をしているにもかかわらず、会議で堂々と話すことができなかった。問題の解決方法について

真剣に考えながらも、何も言わずに着席しているうちに、同僚が彼と寸分違わぬ考えを述べたことが何度もあった。「上流階級の人」に感じる彼の不快感は、学生時代に古典的に条件づけられたものであり、彼の行動全般に影響を及ぼし続けていた。次第にジャックはこれらの会議を回避するようになり、彼の業務成績は下がり、引きこもりとうつの悪循環が始まった。

このように、気分、思考、行動は、特定の環境内の、特定の条件で生じる。気分はしばしば苦痛や楽しみの体験の過程で条件づけられ（古典的条件づけ）、そしてそのような条件で生じる行動は、結果によって維持される。生後3カ月の乳児を2年前に突然亡くしたメラニーは、生まれたばかりの友人の赤ん坊を抱いていてほしいと頼まれたときに、深い悲しみを感じた。彼女にとって赤ん坊に近づくという先行刺激は、苦痛を感じる可能性を上昇させた。ジャックやメラニーのように、多くのクライエントはそれまでの人生経験の中で、苦痛な気分と対になったさまざまな状況を経験している。クライエントはこのような文脈要因や、文脈要因が気分に及ぼす影響について、忘れていることが多い。セラピストの仕事の1つは、先行刺激と行動の関係を解きほぐすことである。

行動と結果

行動活性化において、BとCの関係は特に重要である。ある行動Bの後に、その行動を増加させる結果Cが後続したとき、その行動は強化されたと呼ぶ。ある行動が望ましい結果になったとき、その行動は正の強化を受けたことになる。ある人が新しくきた隣人にあいさつをし、その隣人が会えてとてもうれしいと返答し、2人がその後も会話を交わすようになると、隣人へのあいさつは正の強化を受け続ける。

望ましくないことを避ける学習もある。ある行動が生物にとって有害なものを取り除く結果になったとき、その行動は同じような状況で再現しやすくなる。その行動は負の強化を受けたことになる。例えば、ジャックは遅くまでベッドに留まりできるだけ役員会議を避けることで、その会議で感じる苦痛に対処した。そのように対処したとき、不快感は和らいだ。ベッドに留まり会議に遅れることは、負の強化を受けたことになる。不幸なことに、徐々に彼の行動は同僚への不快感という条件づけられた反応を維持させる結果となった。自分の考えを述べること

で、そのような反応に対抗し、達成感を経験するような行動に置き換わることはなかった。

　行動は弱化されることもある。ある行動の結果が（たとえ悪いことが起きることであろうと、良いことが取り除かれることであろうと）、同じような状況でその行動の出現を減少させるとき、その行動は弱化されたと呼ぶ。もしジャックが会議で自分の意見を述べたときに、上司が嘲笑的に反応したら、ジャックの主張行動は弱化され、それ以降再び意見を述べる可能性は減少するだろう。同様に、もしジャックが自分の意見を述べ、その結果会社でのポジションが悪くなっても、意見を述べることは減少するだろう。

　行動の機能は、行動に後続する強化子や弱化子のような特定の結果と関係している。行動活性化では、行動の形態や見え方よりも、その機能に注意を払う。例えば、サザランド（Sutherland, 2008）は行動主義と訓練に関する有名な著書の中で、次のようなことを述べている。人は抱きしめることで愛情を表現するが、多くの動物にとって抱きしめられることは捕食されることを意味する。したがって、人にとっては抱きしめる行動の形態や「見え方」が愛情の絆を示すとしても、動物にとっては恐怖となる。

　ダレンは、行動の形態よりも機能の重要性を教えてくれるよい例である。彼は治療に来るまで2年間、抑うつ状態にあった。家族歴から、彼が15歳のときに11歳の妹が亡くなっていたことがわかった。彼と妹は自転車に乗っていた。彼が交差点を渡り終え、妹が交差点の真ん中にさしかかったとき、妹は急に出てきた車にはねられて5日後に亡くなった。妹の死後、母親はうつ病になった。家族には他に子どもはいなかった。父親は建設業で忙しく、妹の死後は夜遅くまで働き、ダレンと一緒に過ごすことはほとんどなかった。一家は金銭的には裕福で、彼は名門大学に入り、優秀な成績で卒業した。そして、会社の重役として出世した。38歳のときに幸せな結婚をし、娘を1人もうけた。

　ダレンのうつ病は、親しかった叔父が心臓発作で亡くなったときに始まった。娘は8歳だった。その2年後に治療を求めてやってきたが、うつ病であるにもかかわらず、10歳の娘と遊ぶことに多くの時間を費やしていた。ハイキング、ソフトボール、水泳などのアウトドアスポーツを楽しんでいた。ダレンと妻はサイクリングのために、娘を田舎のクロスカントリーコースに連れて行った。いつも

家族で出かけ、天気のよい週末はクロスカントリーコースでサイクリングをすることにしていた。誰の目から見ても、気分を改善させ、幸せをもたらす生産的な家族中心の行動に見えた。しかし、ダレンはその他の時間は、娘が自転車に乗ることを許さなかった。娘が公道で自転車に乗ることを禁止し、友人の家族と一緒に乗ることも禁止した。娘に自立心を育てることに関して、妻とは言い争っていた。週末のサイクリングは、娘の自立に関する不安な気分を回避し、さらには娘が道路で自転車に乗るたびに思い出す妹を失った悲しみを回避するための、隷属的な定例行事となっていた。彼の行動の形態は、「活動的な良い父親」行動をしているように見えたが、サイクリングは、実際は娘が事故に遭うという彼の恐怖を和らげ、妹の死とその後の母親のうつ病に対する彼の罪悪感を減少させるように機能していた。このように、この行動は何年も前の妹の事故と現在の状況の類似性によって引き起こされた、ネガティブな感情の巧妙な回避として機能していた。

　行動活性化では、特定の文脈の中での行動の意味を探索する。行動が誘発される状況と、行動が強化される様を探索する。言い換えれば、理解すべき最も重要な行動の側面は、行動が生じる状況と、その行動が果たす機能である。こうした基本をもとに、行動活性化のアセスメントを実際にどのように行うかを紹介する。

活動記録表によるアセスメント

　活動記録表は、行動活性化のアセスメントに使用する主要なツールである。私たちはクライエントが目的を理解するまで、活動のモニタリングから始めている。クライエントには、記録表や日誌は実際に生活がどうなっているかを認識するための最良の方法であると伝えている。毎日の活動を自分の記憶に頼るのではなく、実際に起きた時間にできるだけ忠実に記録するよう勧める。自分の生活を詳細に調べながら、科学者のように振る舞い、たとえ重要ではないと考えてしまうような小さなことでも、厳密に調査し、記録するよう促す。

　認知行動療法には標準的な活動記録表があるが、行動活性化でもそれをよく使う。しかし、クライエントがどのように自分を観察するかについては、かなり柔

軟性を持たせている。有益であれば、どのようなフォームであっても利用する。電子媒体への記録でもよいし、ポストイットやカレンダーに記録してもよい。情報を集めることが重要なのであり、フォームはそれほど重要ではない。私たちの同僚のスティーブ・ホレン（Steve Hollon）は、「活動や気分を記録するのに役立つのであれば、たとえナプキンに記録された情報でも受け入れる」と述べていた。標準的な記録表には、記入欄は多くはない（付録1b〜1f参照）。クライエントは、個々の活動について大量の記録を書くよりも、活動を思い出す手がかりとして数語を書き留めておくだけでよい。

　活動モニタリングは、基本的には次回セッションまでの1週間、毎日の活動をクライエントに書き留めさせる。いろいろな記録方法がある。

　① 1時間ごとのモニタリング
　この方法は最も多くの情報が得られる。クライエントが自分の活動とその活動に関連した気分を、活動が生じたときに記録するので正確である。クライエントは、毎日、目が覚めているときは常に1時間ごとにモニタリング表に記録をつける。これはセラピストに多くの情報をもたらしてくれる方法ではあるが、実用的ではない。このレベルの詳細な記録をするのが難しいクライエントもいる。細かなことを重視するクライエント以外は、うまくいくことはめったにない。クライエントにはできるだけ実際に起こった通りに記録するように勧めるが、完璧な活動記録を持参するクライエントはほとんどいないことを理解しておく。次回セッションまでの特定の数日のみを、詳細に記録させてもよいだろう。

　② まとまった時間ごとのモニタリング
　これはいくぶん易しい方法である。クライエントはやはり毎時の活動を記録するが、3〜4時間ごとに思い出しながら記録していく。例えば、昼食時に午前中の活動を記録し、夕食時に午後の活動を記録し、寝る前に夜の活動を記録する。この方法は比較的簡単であり、ほとんどのクライエントがモニタリングを完遂させることができる。しかし、記憶に頼ることになるため、信頼性に劣るかもしれない。重篤なうつ病のクライエントは、数時間前に生じた微妙な感情の変化を思い出すことが難しいため、詳細な気分の記録にはならないかもしれない。それで

も、この方法からはセラピストとクライエントにとって、行動活性化を進めるための重要な情報が得られる。

③ タイムサンプリング法
　これは行動を特定のスポットでチェックする方法である。セルフモニタリング課題を出すときに、あらかじめ活動をモニターする特定の時間を決めておく。例えば、月曜日の午後1～3時、水曜日の午前8～10時、金曜日の午後6～8時、日曜日の正午～午後2時に、活動と気分を記録させる。いろいろな時間帯を含めることが重要であり、昼間、夕方、週末などの時間帯を含める。この方法では気分と活動の多様なサンプルが得られ、クライエントの気分に影響を及ぼすさまざまな文脈がわかる。クライエントがモニタリングを行い、記録をする予定時間はカラーペンでわかるように強調しておきながら活動記録表に書き込んでもよいし、可能であれば電子媒体のスケジューラーを使ってもよい。

何をモニターするか
　活動記録表に記録する要素はいくつかある。活動、活動中の気分や感情、気分の強さ、あるいは活動中の楽しさ、達成感などを記録する。これらの要素について、以下に詳細に述べる。

〈活動のモニター〉
　クライエントに活動の記録を教示する際は、まったく記録しないことと、記録しすぎることのバランスを考えるように指導することが有益である。すべての時間についてたくさん記録させることは、情報が多くなりすぎるので必要ないが、何が起きているのかセラピストとクライエントにわかる程度の記録は必要である。クライエントがモニタリングを始めると、長時間をまとめた全体的な記録をしてくることがある。例えば、8時間ずっと「仕事」をし、気分は「退屈」、その強さは「8」と記入してくる。このような記入では、変動していることに気づくことから得られる価値のある情報を見逃してしまう。仕事で「悪い日」であったとしても、通常はずっと悪い状態だったというわけではないだろう。「仕事をする」という活動は、実際には多くの細かな活動の組み合わせであり、それぞれ

細かく活動を記録することが重要になる。おそらく休憩室での同僚とのおしゃべりは楽しかっただろうし、長いメールを読むのは退屈だったかもしれない。メールでも、新しいプロジェクトに関する内容であれば、就業規則に関するメールほど退屈ではなかったかもしれない。すべてのメールを読んだときの気分の変化を、その都度記録することは現実的ではないが、休憩室での会話中に感じた「楽しい」気分や、メールを読んでいるときの「退屈」を記録することは、単にその日の就業時間中ずっと「退屈」だったと記録するよりも意味のある情報となる。

活動記録表に記録された気分の変化から、抑うつ気分や、その改善と結びついた活動を同定することができるので、そのレベルの細かさで自分自身をモニターするようにクライエントに促す。変化の様子を数値化することで、どの活動を増やし、どの活動を減らすかが明確になってくる。このようにモニタリングすることで、治療ターゲットが同定できる。例えば、アリシアの場合、土曜の朝に園芸の本を読んでいるときが、月曜の夜に週刊誌を読んでいるときよりもポジティブな気分であったとわかることは重要である。このような変化は、そこで何かが起きているというサインである。人は瞬間的に気分の変化を経験しており、それは将来の活動計画を進める上で役立つ。異なった活動に伴う微妙な気分の変化に気づくように、コーチングと練習が必要となるだろう。

クライエントによっては、反すうのような内的活動の記録も重要である。例えば、あるクライエントが「隣人と会話」と記録し、気分を「絶望」と記録したとする。この情報だけであれば、セラピストは隣人に対して何かストレスフルなことがあるかもしれないと考えるだろう。しかし、さらに尋ねていくと、クライエントは隣人とお互いの芝生についての会話の最中ずっと、以前は芝刈りが楽しかったのにうつ病になってからは手入れをしていないと、反すうをしていたことが明らかになるかもしれない。この例では、「絶望」と結びついている行動パターン（この場合は反すうであるが）をより正確に描き出す行動として、「反すう」と活動記録表に記録することが重要である。確かに隣人と話をすることは、クライエントの体験として重要ではあるが、この場合の問題の中心はクライエントの内面で何が起きていたかということである。

〈気分や感情のモニター〉

　気分や感情とその強度をクライエントに記録させる際は、例えば、抑うつ気分を「まったくない：1」から「とても強い：10」と評定させるような、1次元の尺度を用いることから始めるのが有益である。クライエントは活動記録表と自分の情動体験に注意を払うことに慣れてくると、特定の感情（例えば、悲しみ、幸福、恐れ、怒り、恥、嫌悪など）と、その感情の強さを記録することができるようになる。中には、感情を同定することが難しいクライエントもいる。その場合セラピストは、同定できるように教育したりスキル訓練を施したりする。そのためには、弁証法的行動療法の情動制御スキル訓練モジュールを参照するとよい（Linehan, 1993）。悲しみ、幸福、恐れ、怒り、恥、嫌悪、驚きが定義されている。

〈達成感と楽しさのモニター〉

　気分のモニタリングの代わりに、活動に伴う達成感や、楽しさを記録させることもできる（Beck et al., 1979）。達成感とは経験された達成の感覚であり、楽しさとは活動に伴う楽しい気分である。これらの評定は、活動がどれくらい機能的であるかを突き止める、要するに、達成感や楽しい感覚が得られる活動を見つける方法である。達成感や楽しみの強さも「低い：1」から「高い：10」までの10ポイントスケールで記録させるとよい（付録1dを参照）。

〈強さのモニター〉

　活動記録表の微妙な変化をとらえることができるように、強さを記録することも重要である。「悲しい」という感情だけを、活動記録表に書いたクライエントを考えてみよう。セラピストは、気分の変化と関連した活動を探索できるように、どのようなときに悲しみが強くなったり弱くなったりするのか、クライエントに報告してほしいと要求するだろう。実際の生活の中のどの活動が一番弱く、どの活動が一番強いかを評定しておくように支援することが有益である。例えば、アリシアのセラピストは最初に気分のモニタリングを導入したとき、アリシアと一緒に一番強い得点と一番弱い得点を示す活動を同定しようとした。気分を記録し、娯楽雑誌を読むことは1から10のスケールで「3」という弱いレベルの気分の落ち込みであり、留守番電話のメッセージを聞くことは「10」であった。同

様に、達成感の尺度では、雑誌を読むことは最も弱い達成感「1」で、園芸の本を読むことは「10」であった。強さを評価するときに、数値での評定を嫌がるクライエントもいる。そのような場合は、言語による評価、例えば「少し」から「ものすごく」を用いてもよい。その他、何らかの記号を用いてもよい。

　なお、有益な情報が得られる確実な方法は考案されてはいないので、特定のモニタリングシステムだけを重要視する必要はない。活動と、気分と、機能を明らかにすることこそが、すべてのタイプのモニタリングの最終的なターゲットである。モニタリングは、活動とその文脈に焦点を当てている限り有益である。活動記録表を持たせてクライエントを帰宅させる前に、治療直前の数時間とセッション中にどのような行動が生じ、どのような気分であったか、活動記録表に情報を記入するように依頼してみるとよい。

活動モニタリングの検討

　クライエントがセッション間のモニタリング課題を完了したら、次のセッションのかなりの部分は、活動記録表の検討に充てる。検討する際は、セラピストが記録表を音読するか、クライエントに音読させる。まず、クライエントがモニタリングから一般に何を学んだかを尋ねることから話を始めるとよい。クライエントは、行動と気分を関連づける行動パターンや手がかりに気づいているかもしれない。次に、クライエントと一緒に記録表を検討しながら、治療ターゲットにできる他の行動パターンについて考えていく。

〈検討を促進する質問〉

　うつ病を持続させている特定の活動や行動を明らかにする上で、有益な5つの質問がある。すべての質問をする必要はないが、頭に入れておくとクライエントの行動パターンが理解しやすくなる。

① クライエントの活動と気分の関連は？

　このタイプの質問は、クライエントのうつ病を維持している随伴性に関する仮説を立てるために使われる。最初に、どこで気分の変化が起きるのかに気づくことが重要である。特定の気分と関連する行動パターンを探すことから、話し合い

を開始する。「今週の記録から気づいたことを教えていただけますか？」という質問から始めるとよい。クライエントを抑うつ的にする行動と、気分を変化させる文脈を理解することが重要である。アリシアのセラピストは、アリシアが畑仕事をしているときに、憂うつな気分になる日と楽しい気分になる日があるという文脈的要因を書き留めた。憂うつな気分になる日の畑仕事と、楽しい気分になる日の畑仕事という2つの活動のどのような性質が、気分の違いと関連しているのだろうか？　ポジティブな気分と関連した活動に注意を払うことで、増加させる行動に関する有益な情報が得られるに違いない。

セラピスト	月曜日は「畑で仕事」、気分は「憂うつ」と書いているのに、火曜日は「畑で仕事」、気分は「楽しい」と書いていることに気づきました。この2日で違っていたことは何ですか？
アリシア	それは、本当は「私の畑」ではなくて、他の人と共有している「コミュニティの畑」なのです。月曜日はより落ち込んでいたのだと思います。
セラピスト	畑で働き始める前から落ち込んでいたのですか？
アリシア	そうではないと思います。その前に私は何と書いていますか？
セラピスト	えーと、ちょうど1時間くらい前に、仕事を終えて紅茶をいれ、気分は「満足」と書いています。畑で作業しているときに、何が起きてそのように気分が変化したと思いますか？
アリシア	時間だと思います。外が暗くなり始めて、薄暗闇と、私の記憶が正しければ、霧雨で悲しくなったのだと思います。畑仕事を楽しみたかったのですが、暗い気分を振り払うことができなくて、太陽が完全に沈んでしまう前に急いで帰らないといけないと思いました。アパートに帰ったとき、特に部屋の中が暗いと感じたことも、気分の評価に影響したのだと思います。
セラピスト	天候があなたの気分に影響を及ぼすということは、とても重要な発見でした。特に薄暗闇が。
アリシア	はい。それに、太陽の光をもう少し楽しめないと、アパートに帰るのが本当に怖くなります。火曜日はましでした。すこし早目に外出

	したし、天気もよかったです。ずっと長く外にいたと思いました。
セラピスト	そうですか。火曜日は、数時間「畑で仕事」と記録しています。ところで、月曜日は薄暗くなって悲しくなったのですか？
アリシア	そうではありません。アパートが嫌で悲しくなりました。畑にいるときは本当に気分がいいです。穏やかな気分で、たまには鼻歌を口ずさんだりして本当に気分がいいです。いつもはたいてい1人ですが、月曜日は他に何人か人がいて、ちょっとうるさかったです。普段は畑で何が育っているか、周りを見て回るのですが、人がいたので一カ所にいました。
セラピスト	それが火曜日との違いですか？
アリシア	そうです。火曜日は最初の20分間は畑には私しかいませんでした。それから、もう1人女性がやってきたのですが、親切で物静かな人でした。彼女は「こんにちは」と言って、ほとんど他の場所で仕事をしていました。彼女は近寄ってきて2、3の植物がよく育っていると話しかけ、それから畑のすばらしさについて少しだけおしゃべりしました。
セラピスト	あなたは2日とも畑仕事をしましたが、月曜日は暗闇で動けなくなり、無口になり、騒がしい人たちを避けて憂うつな気分になっています。しかし、火曜日は天気が少しよく、時間が少し早くて、女性と畑について会話を交わしたときは楽しい気分になっています。2つの状況は少し違っていて、それぞれの状況で何か違うことがあったということなのでしょうか？　月曜日は暗くなってきたので早く終わらせる必要があったし、うるさい人たちに少し邪魔されてもいました。火曜日はもう少し時間をかけることができて、近くにいた人と楽しくなり、少しだけ話に引き込まれていました。
アリシア	そうです。
セラピスト	異なった状況、そして異なった状況と関連した行動が、あなたの気分にどのように影響しているかがわかってとてもよかったです。

　同じように、どの活動がよりネガティブな気分と関連しているかを尋ねること

第4章　抗うつ効果のある行動の同定

で、これらの活動の問題点について話し合うことができる。セラピストは気分の悪化と関連した活動が何なのかを、まず詳細に理解することが必要であるが、これらの活動が必ずしも減少させるべきものとはならない。アリシアの畑の例で言えば、彼女に月曜日に畑に行くことをやめ、火曜日にだけ行くような提案はしない。植物を眺めたり、鼻歌を口ずさんだり、他の人と短い会話をするような行動を畑で増やすような提案をするだろう。減少させるべき行動は、アパートで反すうすることや、人を回避することや、畑の一カ所にじっとしていることである。もっとも、アリシアとセラピストが一緒になって探求しなければならないことは、他にもたくさんある。セラピストは引き続きいくつかの質問をするだろう。例えば、アリシアは畑で他の人たちとどのような会話をするのか、他の人たちはどのような反応をするのか、などである。いろいろな人との相互作用について、同じような質問をするのもよい。人が話しかけてくるのをアリシアが気づかずに、弱化していることはないだろうか？　人との会話を回避しているために、近づきがたいという印象を与えてはいないだろうか？

　気分の変化と関連した行動を詳細に調べていくと、睡眠、食事、仕事などの正常な日課を妨害する要因など、他の重要な情報も得られる。日課の調整をターゲットにすることは、効果的な初期の治療戦略となる。適正な睡眠と栄養の維持なくしては、人生の問題に取り組むのは難しい。仕事の回避は、うつ病を悪化させるさまざまな問題を引き起こす。行動活性化では、回避はアセスメントをして治療すべき主要な問題である。そのために、次のような質問のアセスメントには活動モニタリングを利用する。

② 1週間を通した全体的な気分は？　特定の感情は？

　クライエントはさまざまな活動に従事するが、狭い範囲の感情しか経験しない。活動と感情の記録表を用いて、クライエントにさまざまな気分を記録するよう依頼し、報告された感情の種類を観察する。クライエントが1週間の中で異なった感情を報告すれば、特定の活動との関係を検討でき、その活動を増加させるか減少させるか、最初の仮説を立てることができる。クライエントが1、2種類の感情しか報告しなければ、さらにアセスメントをすることが有益である。もしかしたら、クライエントはそのときどのように感じたかということを同定した

り、明瞭に表現したりするスキルが欠けているのかもしれない。その他の可能性についても調べる必要がある。

③ クライエントの日課に混乱はないか？

　活動モニタリング表の検討から、クライエントの1日の、そして1週間の日課をおぼろげながらも知ることができる。クライエントの就寝時や起床時に激しい変動があったり、毎日の食事の時間がバラバラであったりすることがわかったときは注意を要する。クライエントが抑うつ状態にあるときは、通常の日課を遂行しなくなる。したがって、行動活性化のもう1つの焦点は、クライエントが正常な感覚を取り戻すために、日課を規則正しく行えるよう支援することである (Martell et al., 2001)。構造化をして毎日を予測しやすくすることも、クライエントが考えをまとめ、課題を行う上での助けになる。毎日の決まった日課が大きく崩壊すると、時には圧倒されたように感じる——例えば、仕事がなくなって、自然に構造化されていた一日が突然自由な時間だけになったときなど。忙しい出張や休暇から戻った後に家にいるときや、職場に戻ったとき、または自分のベッドで眠るときの安堵感を考えてみよう。いつもの日課に戻ると気分は安らぐが、抑うつ的になって日課が崩壊すると、その安らぎは奪われるだろう。うつ病の原因が、日課の崩壊にあると主張しているわけではない。しかし、社会的な場面での日課の不調が、双極性障害の大うつ病エピソードや躁病エピソード発症に影響すると指摘している文献があり (Shen et al., 2008)、規則的な日課を維持するように支援する有益性は、部分的ではあるが支持されている。

④ どのような回避パターンがあるのか？

　クライエントが、生活の中で何を回避しているのかを知ることは重要である。回避は、朝起きを避ける場合のように、とてもわかりやすいときもあれば、恥ずかしさを引き起こす状況を避ける場合のように（例：ジャックが役員会議を休む）、微妙で難しいときもある。何が生活を営んだり楽しんだりすることを妨害しているかを知ることは重要である。なぜなら、回避によって受動的になり、問題が解決されなかったり大きくなり続けたりするからである。活動記録表は、クライエントの生活上の解決すべき問題を示してくれる。例えば、クライエントが

仕事をしているときに必ずネガティブな気分を記載している場合は、仕事が合っていない可能性を調べてみる価値がある。クライエントは回避しているときに気分がよいこともあるので、回避パターンと気分の関係は扱いにくい場合もある。実際、安堵したり気分がよくなったりすることで、回避が動機づけられている人は多い。社交行事を回避して安堵するアリシアの例を見てみよう。

アリシア　　　よくわからないのですが、友人主催の読書会に行こうと思っていたのですが、行けませんでした。
セラピスト　　土壇場で行かないことにしたのですか？
アリシア　　　そうです。服を選んで着ようとはしていましたが。
セラピスト　　何があったのですか？
アリシア　　　いつも読書会でちゃんとした発言ができないので、本当に嫌な気分になってきました。他の人は頭がいいし、私はバカだし。不安感が襲ってきました。
セラピスト　　以前、読書会に参加したときにもそういうことがありましたか？
アリシア　　　時々ありましたが、いい人たちだし、友人はいい人しか招待していないことを知っていました。ただ先日の夜は行けませんでした。人生を浪費しているように思えたし、賢くなれるように読書をしたり、世間のことをもっと知ろうと時間を費やしてはいないように思えて、自分が恥ずかしくて罪の意識を感じました。行かないと決めたときはほっとして、家にいるのが幸せでした。

　セラピストが念頭に置いておくべき、もっと複雑な回避の要因は、クライエントが気分を変える物質を使って落ち込みを避けてしまうことである。行動の機能に注意を払いながら、気晴らしのための物質を使っていて不利益な結果はほとんどない社会行動なのか、それとも、ネガティブな気分を避ける手段になっていて気分悪化の危険があるのかを把握しておく必要がある。こうした文脈に関するすべての情報を携えながら、セラピストは第5の質問に焦点を当てていく。

⑤ どこから変化させるべきか？

　活動記録表全体に目を通すと、1週間のモニタリングであっても、変化を最大限に引き出す効果のありそうな活動が見えてくる。どのような行動が気分の改善と関連するかがわかれば、次は、クライエントにモチベーションがなさそうなときでも増加させやすい活動を探す。同様に、クライエントが最も簡単に減少させやすいネガティブな気分や、回避と関連した活動を探す。同定できたら、回避行動をステップ・バイ・ステップで減少させる計画を立てる。そして、例えば夜4杯飲んでいるワインを3杯に減らす、あるいは心ここにあらずといった回避行動に費やす時間を減らすという、量を減らすようなことから始める。注意を拡散させ回避する手段として、コンピューターゲームを毎日5時間行っているクライエントに、ゲームは1日30分に減らしてもっと生産的な行動を行うように求めても、少なくとも最初はうまくいかないだろう。クライエントと協同し、例えば毎日10分ずつ減らしていくような、納得しながらゲーム時間を減らしていく計画がうまくいくだろう。同様に、段階的に進めていくやり方は、ネガティブな気分と関連した行動にも当てはまる。アリシアは食料雑貨店に行くときは気分が少しよかったが、すぐに悪化したことにセラピストは気づいていた。最初のステップは、増加させるべき行動を考えることであった。

セラピスト	アリシアさん、あなたの気分が少しよくなったのは、歩いたことと、食料雑貨店のどちらだと思いますか？
アリシア	たぶん、歩いたことだと思います。いつもは車を使っています。買い物が好きなわけではありません。
セラピスト	そうすると、いったん歩いたら気分がよくなったけど、その後で悪くなったわけですね。もし次の週、もう少し歩いてみたらどうなると思いますか？
アリシア	わかりません。1人で歩くのは少し寂しいです。それが気分を悪化させる理由だと思います。
セラピスト	一緒に歩いてくれそうな友人はいますか？
アリシア	近所を少し散歩しようと、尋ねてみることはできます。隣の人から何度か散歩に誘われたことがあります。彼女はもっと運動したがっ

	ているようです。
セラピスト	それはとてもいいですね。誰かと一緒に散歩すると気分が改善するか、調べてみるのは興味深いですね。いつやってみましょうか？
アリシア	明日散歩できないか聞けると思います。今日の午後にでも電話できます。
セラピスト	彼女の都合が悪かったらどうしますか？ 何日か決めておいて、選んでもらいませんか？
アリシア	わかりました。彼女と一緒に散歩してみて、それから1人で散歩してみて、どういう気分になるか確かめてみることもできます。
セラピスト	いいですね。できそうな日を何日か決めましょう。1人で散歩するときも決めておきましょう。隣の人との散歩はその人の予定にもよるので、いくつか選択肢を考えておきましょう。

リスクアセスメント

　最後に、必要であればリスクアセスメントを行う。うつ病のクライエントを担当するセラピストは、常に希死念慮や自殺の実行可能性を頭に入れておく必要がある。もし自己記入式の抑うつ尺度を定期的に使っていれば、自殺関連項目への回答に注意を払っておく。クライエントが希死念慮を報告してきたら、安全性のアセスメントを行う。尺度を使用していない場合は、クライエントに自殺に関する考えや計画を尋ねる。抑うつ状態にあるクライエントとの面接の初期段階において、リスクアセスメントはルーチンである。率直に質問するのがよい。次のように尋ねればよいだろう。「うつ病から逃げようと思ったり、自分を傷つけようと考えたりすることは、珍しいことではありません。あなたは今までに死にたいとか、自分を傷つけたいとか、自殺したいとか思ったことがありますか？」。もしクライエントが希死念慮があると述べたら、死にたいと積極的に考えているのか、それとも、自殺を単に情緒的な苦痛から逃れる手段として考えているのかをアセスメントしなくてはならない。クライエントがもはやこの世にいることを望んでおらず、人生を終わらせようとしていたら、差し迫った自殺の危険性を特に警戒すべきである。積極的な死への願望を持っているわけではなく、単に抑うつ状態の問題を解決する手段がわからずに、死ぬことでストレスが軽減すると消

極的に考えている場合よりも危険である。どちらの場合でも、クライエントの希死念慮に無頓着であってはならない。クライエントが差し迫った危険な状態にあるかどうかにかかわりなく、注意深いアセスメントが必要である。重篤なうつ病患者の約15％は、自殺で亡くなっている。クライエントの希死念慮、計画、決意、手段の入手、そして潜在的な抑止力をアセスメントすることが不可欠である。その他にアセスメントすべきリスクは、住居内にある武器、自傷のために使う薬、クライエントが入手可能な自他を傷つける何らかの手段である。自殺行動を扱ったテキストがある（例：Bongar, 2002；Jobes, 2006）。うつ病のクライエントを担当するすべてのセラピストに、一読していただきたい。

活動の効果的な選択

これまで述べてきたように、うつを和らげるためにターゲットにする活動には2種類ある。気分や生活の文脈を改善させる増加させたい活動と、抑うつ気分を維持し生活の文脈を悪化させる減少させたい活動である。クライエント自身が、特定の活動を増やしたい、あるいは減らしたいと言う場合もあるだろう。ターゲットにするさまざまな行動の中で、すぐに効果が得られそうな行動を選ぶのがよい。クライエントに行動活性化モデルについて話をする際は、うつを完全に改善させるわけではない「二次的な問題」でもよいので、一時的に苦痛を和らげる行動をターゲットにすることから始めるように伝える。私たちは、時間をかけて長期的な変化が得られるような支援をする前に、うつになりやすい行動の短いサイクルを崩すように試みている。例えば、よい仕事を見つけるという長期目標よりも、運動や社会的な付き合いを増やすほうが、クライエントの気分の改善には大きな効果が期待できる。

まとめると

図4.2は、アリシアの活動記録表のサンプルである。月曜日は全日、火曜日、水曜日、木曜日、土曜日は部分的に記録している。活動記録表をざっと見て、この章で述べてきたことを自問し、先を読み進める前に、活動記録表を検討して、次の質問に答えてみてほしい。

- どのような活動−気分の関係に気づくか？
- どのような感情が記録表に書かれているか？
- どのようなことが日課を妨害しているか？
- どのような回避パターンが彼女の機能を妨害していそうか？
- どのような行動が増加させたい、あるいは減少させたいターゲットになりそうか？

アリシアの活動記録表からの気づき

　アリシアの活動記録表を見ながら、彼女の行動パターンと、そのパターンをより詳細に理解するための質問について考えてみよう。アリシアはほとんど毎朝ベッドの中で長い時間を過ごし、遅くまで寝ている。これは、セラピストが時間を使ってより詳細に明確化し、記述すべき重要な行動のように見える。例えば、記録されていない他の日も同じなのか尋ねたくなる。アリシアは眠っていないときでも朝遅くまでベッドの中で長時間過ごしているが、これは別の行動パターンである。次の会話を検討してみよう。

セラピスト　アリシアさん、朝遅くまで寝ていることについて、もう少し話していただけませんか？

アリシア　　はい。とても疲れていて、もう少し寝ていたいとか、もう少しベッドの中にいたいと思っています。

セラピスト　木曜日のように、遅くまで眠っていたときと、目が覚めているのにベッドの中にいたときを比べて、気分に違いはありますか？　木曜日は眠っていたわけですが、月曜日と水曜日は、目覚めていたのにベッドから出ませんでしたね。

アリシア　　遅くまで眠っていたときは、起き上がったときに疲れているように感じたと思います。でも、コーヒーを飲んだりシャワーを浴びたりすると、気分は少しよくなります。目を覚ましていてもベッドの中にいたときは、ずっとくたくたに疲れたように感じるだけです。

セラピスト　夜、ベッドに入るときは問題ありませんか？

アリシア　　特にないです。時々、ずっと眠っていられるようにと思うこともあ

図4.2　アリシアの活動と感情のモニタリング表

	日	月	火	水	木	金	土
午前7時		睡眠		睡眠	睡眠		
午前8時		ベッドの中 悲しさ—10		睡眠	睡眠		
午前9時		ベッドの中 悲しさ—10		ベッドの中 恐怖—8	睡眠		
午前10時		ベッドの中 イライラ—10 悲しさ—8	仕事 惨め!!	ベッドの中 恐怖—8	睡眠		
午前11時		車で仕事へ 心配—4		シャワー 楽しさ—1 達成感—1	睡眠		園芸の本を読む 満足—6 達成感—10
正　午		ウェブサイト更新 退屈—6 悲しさ—7 達成感—0 楽しさ—0		車で仕事へ うろたえ—10			畑で草むしり 満足—6 達成感—10
午後1時		同じ					
午後2時		同じ					
午後3時		同じ					
午後4時		車で帰宅 ほっとする—8					
午後5時		サラダを食べる 退屈—8 楽しさ—1					
午後6時		雑誌 落ち込み—3 達成感—1					
午後7時		留守番電話の チェック 落ち込み—10					
午後8時		テレビ 悲しさ—9 達成感—0					エレンと食事 ほっとする 達成感—9 楽しさ—5
午後9時		同じ					
午後10時		同じ					
午後11時		ベッドの中					
午前0時		睡眠		ベッドで寝がえり			

第4章　抗うつ効果のある行動の同定

　　　　　　ります。
セラピスト　睡眠の質に問題はありますか？
アリシア　　はい、遅くまで眠っている日は、一晩中寝返りを打ち続けていたみたいで問題があるようです。目が覚めていてもベッドの中に居続けるときは、いつもその日に立ち向かっていく気になれないように感じます。

　セラピストは遅くまでベッドにいることの機能に、重要な違いがあることがわかった。時折、心地よい睡眠が得られていないこともわかった。心地よく眠れなかったためにいつまでも眠っている場合と、その日を回避したくてベッドに居続ける場合では、それぞれ異なる活性化戦略を導入する必要がある。その詳細は次章で述べる。

活動記録表検討後のターゲット

　アリシアの活動には問題が多く、どこから治療を開始すればよいかわからないセラピストがいるかもしれない。クライエントもしばしば同じように感じる。ドアが5つある部屋にいるようなものである。どのドアを開ければ、一番早く行きたいところに行けるだろうか？　これまで述べてきたように、何に抗うつ効果があるのかを理解する鍵は、行動の前と後にある。長い時間ベッドに居続けるアリシアの、行動の結果を考えてみよう。ベッドにいる時間は、悲しみや恐怖のような苦痛な感情と結びついている。セラピストは、何時間もベッドに居続けた後に起こる感情的な結果について直接尋ねたくなるだろう。
　セラピストがアリシアの恐怖感について尋ねたとき、彼女は仕事に行くことと、仕事が退屈なことが怖いと述べた。次に、セラピストはアリシアが「仕事、惨め！！」とだけ簡単に書いた火曜日のことを尋ねた。活動記録表に少ししか書いていないので、問題を明確にするために質問をした。アリシアは新しい仕事を見つけることに限界を感じ、一日中自暴自棄になったようだと述べた。セラピストが新しい仕事をずっと探していたのか尋ねると、彼女は「いいえ、ここ数カ月探していません」と答えた。

セラピストは、減少させるべき行動は朝ベッドで横になっていることであると仮説を立てた。減少させるためには、ベッドに横になることに代わる他の行動を増加させることが重要になる。手がかりを得るために、活動記録表を見てみよう。アリシアは本を読んでいるときや、畑仕事をしているときに満足を感じていた。ベッドから飛び出して畑仕事に急行するのは難しそうであるが、ベッドから出て、コーヒーをいれ、おもしろそうな本を数ページ読むという、朝の日課から始めるのは無理がなさそうである。

　月曜日に車で帰宅したとき、アリシアはほっとしていた。その日、彼女は午前11時30分頃に出社し、早めに退社した。これは回避行動の一例である。彼女は雑誌を読むことで回避し続け、そして落ち込んでいた。これも減少させるべき行動の1つである。家に帰って心ここにあらずの状態で雑誌をめくるより、職場にとどまり、役に立つ仕事をする計画を立てるほうが有益だろう。留守番電話をチェックすることも、彼女を落ち込ませていた。しかし、これを減少させるべき行動だと考えるのは賢明ではない。彼女が留守番電話をチェックしたときに落ち込んだ理由は、メッセージが友人のエレンからのものであったからである。アリシアにはその気がないにもかかわらず、エレンは友人関係を維持しようとしていた。アリシアは土曜日にエレンと夕食をしていることに注目しよう。彼女は安堵して強い達成感を感じていた。彼女の安堵感は、少なくとも1人の友人を避けるのをやめたという事実によるものだった。しかも、読書や草むしりなどの畑仕事をした後に生じていたことに気づく。実は、彼女は草むしりの直後に携帯電話でエレンに電話をし、夕食に誘っていた。行動活性化ではクライエントに、無気力は無気力を産み、活動は活動を産むと説明する。土曜日のアリシアにも、この現象が起きていたようだ。友人との接触を増やすことは、自然に強化される行動に狙いを定めるという原則を例証しており、焦点を当てるべき有望な行動である。これは、問題を解決するというアプローチをとり、目的とする行動を少しずつ増やすことから始めるという、行動活性化の諸原則にも合致している。アリシアが土曜日に起こした小さな変化が、どのように彼女の気分にポジティブな変化をもたらしたかに注目しよう。そして、彼女のコーチとして、セラピストは気分の改善と生活状況の改善をよりコンスタントにもたらす活性化計画を支援することになる。

表4.1　治療ターゲットを同定する基本

- クライエントが経験している鍵となる問題の明確化と記述
- 行動パターンのアセスメント
- 機能分析の利用——典型的な場面での、先行刺激状況、行動、結果のアセスメント
- 活動記録表や他のセルフモニタリング戦略の活用
- 活動のモニター
- 気分と感情のモニター
- 達成感と楽しさのモニター
- 強さのモニター
- 日課の崩壊と回避パターンの明確化
- リスクアセスメント
- うつのサイクルを打破する活動の協同的な選択
- 変化を起こす最初の一歩の同定

出典：*Behavioral Activation for Depression: A Clinician's Guide* by Christopher R. Martell, Sona Dimidjian, and Ruth Herman-Dunn. Copyright 2010 by The Guilford Press.
個人的な使用のためにこの表を複写する許可を本書の購入者に与える。購入者は、The Guilford Press のウェブサイトの本書のページからこの表のより大きい版をダウンロードすることができる。

要　約

　行動活性化セラピストとして、活性化によって得られる報酬に注意を払わなくてはならない。気分の改善に役立つ行動計画をクライエントと協同して作成し、その計画をクライエントが実践する際は、何が促進させ、何が妨害するかということに常に注意を払う。活動の記録は、いろいろな方法、とりわけ活動記録表や日誌を活用することでできる。しかし、活動をモニターし記録する方法について頑なな態度をとる必要はない。表4.1に、治療ターゲットを同定するための基本リストを示した。第5章では、クライエントの活動を増やすための、スケジュール化と構造化による行動計画の作成に取りかかる。

第5章 活動のスケジュール化と構造化

> 活動に興味を持ちなさい——そして何が起きるか様子を見てみましょう。大きな計画は小さなステップに分けることができ、最初の一歩をすぐに踏み出せるようになるでしょう。
>
> インディラ・ガンディー（1917〜1984）

　アリシアの活動モニタリングをセッション中に検討することで、活動と気分の重要な関係がわかった。アリシアは活動と気分との関係について、これまでまったく気づいていなかった。うつはすべてを覆いつくし、彼女に不気味に迫ってくるものとして感じられるだけであった。心配、緊張、不安が常につきまとってくるように思えた。しかし、彼女は今、うつや不安から開放される瞬間を含む、微妙な気分の変化が多いことを理解した。畑仕事をしていたときには、心地よく感じていた。何週間も友人のエレンを回避した後に彼女と夕食をしたとき、ほっとした気分になった。実際、エレンは腹を立ててはおらず、可能な限りサポートしたいと申し出たので、アリシアは驚いた。

　アリシアはこれらの活動をセラピストと振り返りながら、次回セッションまでの1週間に増加させることのできる活動を同定し始めた。彼女はより多くの友人と会うことが、自分の気分にとって有益であると考えた。そして、仕事関係の友人2人、古くからの友人3人、近所の友人数人と連絡がとれるとセラピストに伝えた。しかし、彼女が驚いたことに、セラピストは急いで多くのことをしようとし過ぎているのではないかと尋ねた。そして、物事は体系的に行ったほうが役立つことが多いし、小さなことから始めることが成功の鍵であると説明した。アリシアは「役に立ちそうなことを見つけたのだから、可能な限り実行すべきだと思います」と述べた。セラピストは「どのような活動をすれば気分がよくなるかと

いう、手がかりを見つけたのはすばらしいことです。でも私が心配なのは、次のセッションまでに多くの予定を立てても、それをすべてこなせなかったときに、あなたが挫けてしまわないかということなのです。私としては、あなたが圧倒されない程度の計画を考えたいと思っています。友人に再び会うために、今週できると確信が持てそうなことを1つだけ教えてください」と返答した。アリシアは最も理にかなった出発点として、エレンとお茶をすることを決めた。エレンとの友人関係を維持できれば、自分自身をより肯定的に感じられるようになると考えた。しかも、エレンは社交的な性格なので、後で他の旧友と会う機会をつくるのにも役立つと考えた。アリシアは水曜日の仕事の後か土曜日の朝にお茶をする計画を立てた。

　アリシアはまた、畑で作業をしているときにも安らぎを感じていた。そこでセラピストは、次回までに畑で何かできることはないか尋ねた。アリシアは根覆いをする必要があることを思い出したので、その計画を書き加えることにした。セラピストは新しい活動スケジュール表を渡した。アリシアは特定の時間に計画を書き始めた。土曜日の午後の欄に「園芸店に行き、根覆いを3袋買う」と書いた。さらに、根覆いを購入してもすぐには使わずに袋の中に入れたままだろうと考え、日曜の午前11時の欄に「畑に根覆いをまく」と書いた。

　セラピストはこれらの計画の実行に妨げとなることはあるか尋ねた。アリシアは悪天候だと計画は難しいと考え、根覆いをする時間の隣に「雨か晴れ」と書いた。これらの活動をしているときにどのような気分になったかを、アリシアが次のセッションで報告することに2人は同意した。彼女はそれ以外の時間でも、活動と気分をモニターし続けることになった。

導　入

　本章では、行動活性化の中心部分、つまり、活動のスケジュール化と構造化について論じる。セラピストとクライエントが活動のベースライン水準を把握し、クライエントの行動の機能についての最初の仮説を立てたら、治療は活動を構造化し、スケジュール化する方向へと進んでいく。前述したように、うつ病の行動モデルでは、うつ病は正の強化が少ない、そして／もしくは、弱化が多い結果で

あると仮定している。そうだとすれば、うつ病の行動的治療では活動はどのように位置づけられているのだろうか？　人は抑うつ的、とりわけ無関心、引きこもり、無気力になると、行動が正の強化を受ける機会は減少する。回避行動は負の強化を受けやすいので、引きこもり行動は増加していく。行動論的な観点からクライエントを活性化する目的は、正の強化が随伴する可能性の高い接近行動を増加させることである。本章では、活性化を促進させる中心的な戦略について論じる。

クライエントの活性化

　ほとんどのうつ病の人は、活動を増やすことが有益であることを理解している。実際、多くのクライエントは何度も「とにかく行くだけだ！」と自分自身に言い聞かせたり、人に言われたりしている。行動活性化の矛盾は、セラピストがクライエントに最も困難なことを行うように要求していることである。無気力、引きこもり、興味や楽しみの喪失は、すべてうつ病の症状であるが、これらを変えるためにどのように治療は計画されるのだろうか？　確かに、このような困難な状況は、行動活性化への期待と挑戦を象徴している。

　第2章で行動活性化の10原則を示した。特に3つの原則——原則1、原則4、原則5——は、活性化と活動計画に関連している。以下にその各々の原則を示し、セラピストがクライエントをより活性化させるために、これらの原則がどう役立つかを論じる。

原則1：気分を変える鍵は、行動を変えるように支援することである。

　ネガティブな気分は、ひとりでに増殖する。したがって、この原則1は行動を通して自らの気分を調整するという、行動活性化の主要な目的を要約している。人は落ち込むと、より落ち込む方向に進み続ける行動を行うことがよくある。私たちの友人であり同僚であるマーシャ・リネハンは、「感情は感情が大好きだ」とよく話していた。気分が落ち込むと、その気分に合致した行動をしてしまう。行動活性化による介入の多くは、気分や内的状態ではなく、目標や計画に沿って

行動するようにクライエントに求める。活性化の介入を勧める際は、ネガティブな気分の性質を強調した後に、「内から外へ」ではなく、「外から内へ」の活動ができるかをクライエントに尋ねる（Martell et al., 2001）。活動しても楽しめない、疲れた、無気力なうつ病のクライエントは、以前楽しんでいた活動に取り組むことは少ない。セラピストはこれを180度転換し、外から、つまり気分ではなく目標や計画に沿って活動するように要求する。例えば、興味がなくても以前楽しんでいた活動に取り組むように求めるし、楽しみはやがて戻ってくるという原則に基づいて活動するように求める。「外から内へ」の活動の目的は、クライエントを環境内にある正の強化子に接触させることと、抑うつ気分の悪循環を逆転させることにある。

　「外から内へ」活動することは、「偽物」や「嘘」を演じるように要求されているようだと心配するクライエントもいる。いくぶんこれは正しい。行動活性化の戦略では、気分よりも計画に沿って活動するよう求めるため、不自然に感じたり、「嘘」をついているように感じたりするかもしれない。これについては、右利きの人が怪我をして、左手で日常生活を送るというアナロジーを考えるとわかりやすいかもしれない。生活していく上で両手に比べて片手だけではぎこちないだろうし、利き手ではない手だけを使うのは一層ぎこちないに違いない。腕を怪我した人が、ぎこちない手つきでコーヒーを入れたり、左手だけでコンピューターを操作したりする際は、自分が自分でないような感じになる。腕を怪我する前に比べて努力と集中力を要する。しかし、時が経つと熟練していき、左手だけを使うことも容易になってくる。怪我が治ると、その人は結果的に両手が使えるようになり「普通に戻る」。このアナロジーは、私たちがうつ病のクライエントに伝えたいことをうまく説明してくれている。私たちは、気分を改善させるために、ぎこちなく、一生懸命に、そしておそらく違和感を持ちながら、うつがよくなるまで「外から内へ」活動することをクライエントに求める。ひとたび気分がよくなれば、日課に取り組むことはより自動的で自然に感じられるようになっていく。

　また、クライエントが抱くその他の「内から外へ」の関心事に、うつ病は生物学的なものではないかというものがある。もしうつ病が本当に生物学的なものであるならば、行動的なアプローチで真の問題に立ち向かうことはできないのではないかと疑うのである。多くのうつ病のクライエントは、現在もしくは過去に抗

うつ薬を服用し、いろいろな効果を得ている。抗うつ薬の服用から始めたほうがよいと思うクライエントも多い。しかし、行動活性化のセラピストは、うつ病を治療する方法はたくさんあるということを、クライエントに証明することができる。

行動活性化と認知療法はともに、薬物療法と同等かそれに近い有効性があるということが、いくつかの無作為臨床試験で示されている（DeRubeis et al., 2005；Dimidjian et al., 2006）。行動的介入と認知的介入は、薬物療法単独よりも長期的な再発予防効果があることも示されている（Hollon et al., 2006）。薬物療法にはない長期的な利益があることを、クライエントが学ぶことは有益である。

活動を変えることは、気分や生物学的な側面に直接的な影響力があるということを示唆する研究に精通していれば、セラピストとして助けになるだろう。運動が抑うつ症状を改善するという文献は、非常に多く存在する。ダンら（Dunn et al., 2005）は、アメリカスポーツ医学会が定めた基準に従って運動を週に3～5日以上行った群は、プラセボ群や弱めの運動を行った群よりも、有意に抑うつ症状が低下することを報告した。メイザーら（Mather et al., 2002）は、大うつ病と診断された高齢者で集団運動を行った群は、抑うつ症状の穏やかな改善を示し、その改善は社会活動のみに参加した群よりも大きいことを報告した。ブラウンら（Brown et al., 2005）は、身体的、心理的健康状態の如何にかかわらず、中年女性では身体的な活動の増加と抑うつ症状の低下に関連があると報告した。これらの研究は、行動を変えることで気分を変えることができるというエビデンスを提供している。

ミシガン大学の心理学・神経科学の名誉教授エリオット・バレンスタイン（Valenstein, 1998, p.141）は、「（出生前後の）経験によって脳の構造と機能は作られ、行動や思考に大きな影響を与えることは疑う余地がない」と述べている。生活上の経験や活動は、生理学的な症状に影響を与える。行動は生物学的であり、生物学は行動の影響を受ける。ディッシュマンら（Dishman et al., 2006）は、運動神経生物学分野の研究を発展させる論文を発表し、「長期的な身体活動は脳の健康を改善する」（p.346）と結論づけた。彼らは動物実験の結果から、身体活動は、海馬の虚血性神経損傷や新線条体の神経毒性ダメージを受けないようにし、脳の成長要因を増加させ、おそらく神経発生に影響を与え、新しい細胞の成長・発達を

刺激することを指摘している。

　人を対象にした臨床研究でも、医学的あるいは薬学的な介入がなくても脳の化学的な変化が起こりうることが示されている。シュワルツら（Schwartz et al., 1996）は、行動療法が奏功した強迫性障害患者は、奏功しなかった患者と比べて、グルコース代謝活動と関連した脳の部位が治療後に変化することを明らかにした。この研究はサンプル数が9人と少ないという限界はあったが、中谷ら（Nakatani et al., 2003）の22人を対象にした研究でも、行動療法が奏功した後にこの部位の局所的な血流が有意に低下することを証明している。また、社会恐怖のような他の疾患に対する認知行動療法の神経学的なメカニズムに関する研究でも、類似の結果が報告されている（Furmark et al., 2003）。

　認知行動療法が奏功したうつ病の脳画像研究も行われている。認知行動療法による治療の成功によって、辺縁系や皮質が変化することが確認されている（Goldapple et al., 2004）。認知行動療法が奏功した後に代謝が変化することから、報酬に基づく意思決定、記憶機能、自己関連づけ処理（self-referential processing）、認知的な反すうのような、認知行動療法への反応性を仲介する心理的なメカニズムは、神経学的な関連性があると考えられている。脳画像研究のメタアナリシスでは、薬物に反応する人と認知行動療法に反応する人とでは、神経学的な活動パターンが異なることが示されている（Seminowicz et al., 2004）。しかし、薬物療法を受けた患者と心理社会的な治療を受けた患者の治療による神経系の活動パターンは異なってはいても、どちらの治療法でも治療の成功と脳の活動の変化は関連していた。しかも、認知療法の効果は持続するが、抗うつ薬は再発のリスクがあることが、多くの研究によって示された（DeRubeis et al., 2008）。行動活性化に関する脳画像研究のデータは未だ存在しないが、認知療法や認知行動療法に関する研究から、薬物療法以外の介入でも観察可能な生物学的変化を起こすことができるという主張は支持されている。大規模な無作為臨床試験では、行動活性化は治療効果の発現が認知療法よりも早く、長期生存率（2年間の追跡で）には有意な差は認められていない。抗うつ薬（パロキセチン）で改善した患者は、断薬した際に、24セッションかそれ以下の認知療法あるいは行動活性化で改善した患者に比べて、再発する人が有意に多かった（Dimidjian et al., 2006；Dobson et al., 2008）。私たちは、行動活性化で改善したクライエントの脳の活動の観察をまだ行ってはいな

いが、行動活性化でターゲットとなる行動の変化は、認知行動療法で見られるものと類似した神経系の活動に影響を与えると推測している。行動活性化のクライエントは、複雑な仕事に従事することや、家族の要求に応えることから、簡単な運動まで、さまざまな活動を増やすように促される。また、終始活動的な態度をとり、問題について反すうするのではなく、生産的な問題解決を行い、回避とは逆の行動をとるように励まされる。

　日々の活動をコンスタントに保つことは、心身両面の健康を保つための要因とされてきた。特に余暇活動は、青年から高齢者まで、日々の苛立ちを含む生活上のストレッサーに直面したときの対処能力を向上させることで幸福感をもたらす（Caldwell, 2005）。チャン（Chung, 2004）は、香港の施設に入居している高齢者の中で、日々の活動や余暇活動に熱中している者は、そうでない者よりも幸福感が大きいと報告した。

　有意義な仕事は精神的健康に重要な影響を与える、というエビデンスも増えている。マリンクロットら（Mallinckrodt & Bennet, 1992）は、失業して間もない工場労働者はソーシャルサポートが健康を守る要因にはなるものの、就業している者に比べて抑うつ的であると報告した。ブラスタイン（Blustein, 2008）は、「仕事は心理的健康を増進、維持する中心的な要素である」（p.230）と述べている。日々有意義な仕事に携わることは、満足感や幸福感の源であることを念頭に置いておくべきである。その一方で、失職した人が単純に他の仕事を見つけたとしても、生活への満足感を取り戻す保証はない（Lucas et al., 2004）。この知見は私たちの見解と合致している。行動活性化のセラピストは、クライエントの問題に対する単純な解決策を提案することはない。「単に新しい仕事に就く」ことがうつ病の十分な治療であるとは考えていない。とはいえ、大人の社会的ネットワークの多くは、達成感と同様、職場あるいは仕事上のかかわりを通して形成されていくだろう。

　クライエントに行動活性化の戦略を勧める際は、セラピストがこうした基礎知識を引用することが有益である。活動が気分を改善するという基本モデルを支持する、多岐にわたる科学的研究の存在を知ることで、クライエントは励まされるだろう。このような情報に関する理論武装をした上で、セラピストとクライエントは、どの活動に焦点を当てるのが最も適しているか、どのような形で「外から

内へ」課題を始めるかという決定に取りかかる。

> **原則4：気分ではなく計画に沿って、活動を構造化しスケジュール化する。**

　行動アセスメントのプロセスは、セラピストとクライエントが活動を選び、なぜそれがターゲットにする重要な活動であるのかという、理論的根拠を固めていくのを助けてくれる。次のステップは、活動をスケジュール化し、構造化することである。活動をスケジュール化する理論的根拠は、活動のための特定の時間（時には場所も）を同定することが、活性化を最大にするのに役立つということである。しかし、すべての活性化課題がスケジュール化を要するわけではない。例えば、次のセッションまでに友人に電話をかけるように、クライエントと大まかな約束をしてセッションを終えることもある。しかし、活動を明確にスケジュール化することは有益な場合が多い。なぜなら、多くのクライエントは、意志はあっても計画の遂行を妨げるような、気分に依存した行動をとりやすい。スケジュール化は、クライエントが活動に専念する特定の時間を設定し、そのときの気分に左右されずに行動する頼みの綱となる。必要であれば、活動の期間についても同意を交わしておく。活動の構造化では、クライエントの活動を行動論的な用語で定義し、どこで活動するか、他の人を含めるか否か、成功をどのようにして評価するか、を決めておくことが必要である。

課題を行う頻度を決める

　これまで述べてきたように、クライエントは課題をすぐに達成できると過大評価しがちである。特定の課題を行う頻度を決めるためには、小さなことを段階的に繰り返すことから始めるという原則に従う必要がある。例えば、ジョギングを再開したいと述べ、次回セッションまで毎日ジョギングを行うという計画を立てたクライエントがいたとする。彼がうつ病になる前の定期的に走っていた頃ならば、その頻度で行うことは簡単かもしれない。しかし、今は骨が折れるに違いない。クライエントとセラピストがともに確信の持てる頻度から始められるように、セラピストはクライエントを導く努力を行う。この例では、セラピストは1週間に1回走ることを提案するかもしれない。クライエントは1回しかジョギン

グをしないというスケジュールを拒否し、3回を希望するかもしれない。しかし、出発点としては1回が望ましいし、クライエントは課題を達成できるようになりさえすれば、いつでも回数を増やすことができる。次の重要なステップは、活動の期間と強度を決めることである。

活動の期間、そして／もしくは、強度を決める

　治療初期に中断した、ジェームスについて検討してみよう。彼には次回セッションまでに、1週間に3回の散歩をするという課題が出された。この課題の限界は何であったのか？　確かに、これはクライエントに身体的な活動をさせる有望なアプローチのように見えるし、何回活動すべきか頻度も明確になっているように見える。しかし、この課題はジェームスをよりよい方法で導く具体性に欠けている。この課題には、同意した内容を明確にする十分な情報が含まれていない。行動活性化では、行動の具体性に高い価値を置いている。ジェームスは1週間に3回とは言うものの、2時間、それとも10分間、あるいは3マイル歩くことに同意したのだろうか？　もし彼が以前3マイルを45分間で歩いていたのであれば、最初の週は最大20分間の散歩を3回行うように設定するのが望ましい。

活動する具体的な日時を決める

　セラピストはクライエントの活動記録表を繰り返し見ることで、現在の活動範囲を鮮明にイメージできるようになる。セラピストとクライエントは、活動を完遂する可能性が最も高い日時を同定する必要がある。ジェームスは1週間に3回の散歩に同意し、朝一番であれば一日の始まりで勢いもあるし、最もやりやすそうだと話した。セラピストは、いつ彼は仕事をしなければならないのか、散歩に行くためにはどのくらい早く家を出ればよいのか、朝一番の散歩は実行できるのかを考えた。仕事のために時間通りに起きることのできないクライエントには、20分間の散歩をするために1時間早く起きることは難しいだろう。こうしてジェームスは、仕事の予定をもとに、どの日がよいかを決めることができた。そして、活動記録表（図5.1を参照）の同意した日時欄に「20分間散歩」と書くことができた。

原則5：小さなことから始めると変化は容易になる。

　この単純な考えは、クライエントを効果的に活性化させる上で欠かせない。ケーキを作るときは材料を量り、小麦粉などの粉類を混ぜ、水分を含む材料を混ぜ、その後で2つを混ぜ合わせる。すべての材料を一度にフライパンに入れ、かき混ぜ、オーブンで焼くことはしない。同じように、うつ病に対処する場合は、活動は具体的に定義できる小さな行動に細かく分ける必要がある。

　不幸なことに、多くの人はこの簡単な事実を忘れてしまうことがある。ある人は1週間の休暇中に、帰省して家族や古い友人に会おうと計画するが、結局計画した半分の人とさえ会う時間がないことに気づく。晴れた土曜日の早朝、庭仕事を全部片づけられる気がするが、結局夕食の時間がきてもまだ仕事が残っていることに気づく。このようなパターンはよくあるが、うつ病の人は特に難しくなる。そこで行動活性化では、段階的課題割り当てという方法を用いる。

　段階的課題割り当ては、治療中励ましながら、クライエントと一緒に小さなことから始めていく。段階化した課題は、最も単純な要素から始め、複雑で困難なものへと築き上げていく。一歩ずつ活動を割り当て、単純から複雑へと進んでいく。このように課題を計画することで、クライエントが活動する際にすぐに成功するように設定する。こうする理由は、初期の段階がとても難しくて課題の達成に失敗して治療が弱化されることなく、報酬が得られる経験を確実にするためである。活動が活動を生むという考えに沿いながら、初期の成功は、その後の課題を行うモチベーションを育む達成感となる。

　人の遂行能力は、あいまいな目標に挑戦するよりも、具体的な目標に挑戦するほうが高まる（Locke & Latham, 1990）。また、長期の目標よりも当面の目標のほうが高い遂行能力との関連性は高い（Bandura & Schunk, 1981）。どのように目標が実行されるのか、いつ、どこで、どのような活動を行うかを明確にすることも、目標達成のための決定的な要素である（Gollwitzer, 1999；Gollwitzer & Brandstätter, 1997）。さらに、ポジティブな結果に焦点を当てる促進目標（promotion goals）は、ネガティブな結果に焦点を当てる予防目標（prevention goals）よりも、行動を促進する上で優れている。これらの知見は、セラピストとクライエントが活動を構造化する助けとなる。

図5.1　ジェームスの活動記録表

	日	月	火	水	木	金	土
午前5時～午前7時			20分散歩				
午前8時		8:30出勤	8:30出勤	8:30出勤	8:30出勤	8:30出勤	
午前9時							
午前10時							
午前11時							20分散歩
正午							
午後1時							
午後2時	20分散歩						
午後3時							
午後4時							
午後5時							
午後6時							
午後7時							
午後8時							
午後9時							
午後10時							
午後11時～午前5時							

何よりもまず、ベースラインのデータに基づいて、どの課題から始めるかを決める必要がある。クライエントが行うべきだと考えていることではなく、現在できているところから始めることが必要である。長期にわたりクライエントがうつ病と戦っている場合は、変化を起こすには時間がかかるものである。
　アリシアが友人と会うことを決めたとき、セラピストは、小さなことから始め、可能な限り課題を細分化することを念頭に置いていた。

セラピスト　私たちは、あなたが友人と会う必要があるということについて話し合いましたね。

アリシア　はい、すべての人を避け続けることはできません。本当にひとりぼっちになってしまいます。

セラピスト　友人に電話することを考えたら、どうなりますか？

アリシア　朝は、ベッドの中で寝転がっています。本当に疲れて、気分がよくないです。すべてのことが難しく思えます。夕方になると電話以外のことを探します。

セラピスト　電話をしたり、友人に会ったりすることに向けて、いくつかのステップを作ったことはありますか？

アリシア　いいえ、エレンと会ったとき以来ないです。会わないといけない人はたくさんいますが、でもすべての人に圧倒されてしまいます。仕事関係の女性と会わないといけませんが、その人は素敵な方で、私に興味を持っているみたいです。ボビーとは5カ月も話をしていません。彼は去年のクリスマスは一緒に過ごしたかったと言っていました。彼とも会わないといけないんです。

セラピスト　それを全部やるのは多すぎると思いますよ、アリシアさん。

アリシア　それから、きょうだいとも会わないといけないし、いろいろ考えていると、消えてしまいたくなります。

セラピスト　そうですね。一度に全部やろうとすると圧倒されてしまいますね。友人と再び会うことは大きな課題ですよ。でも、以前エレンさんと会ったときは、いくつかの小さなステップを作りましたよね。小さなステップを作れませんか。社会とのつながりを取り戻すことにつ

	ながる具体的な活動リストを作ることについて、あなたはどう思いますか？　リストを作ったら、どこから始めたらよいかわかるかもしれませんよ。
アリシア	そうですね。
セラピスト	すでに接触できそうな人たちのリストが頭にあるようですね。会うのが最も簡単な人と最も難しい人という視点から、ランクづけをしてみましょう。
アリシア	はい。妹や弟は一番難しい。そして長い間会っていないボビーもそう。次に仕事関係の人。たぶんエレンは一番簡単です。そこから始めたらいいかもしれません。
セラピスト	それはいいですね。エレンさんともう一度会えばあなたの気分がよくなる可能性が最も高いし、私も賛成です。そう思いませんか？
アリシア	はい、彼女はとても協力的です。
セラピスト	今週エレンさんともう一度会うという目標を立てることから始めると、どのようなことが起きると思いますか？
アリシア	わかりません。
セラピスト	何かに邪魔されるかもしれませんね。
アリシア	目標が大きすぎる気がします。
セラピスト	いい意見ですね。その課題をもっと細かくすることができそうですね！　午後に一緒にお茶をすることができないかエレンさんに尋ねる、ということから始めるのはどうでしょうか？
アリシア	それならできそうです。
セラピスト	いつできそうですか？
アリシア	明日かな。セッションの後にはいつも少しだけ意欲的になりますから。
セラピスト	完全に無気力な状態で目覚めたらどうしますか？
アリシア	わかりません。いつものことですが。
セラピスト	「外から内へ」と「内から外へ」について話し合ったことを思い出せば、助けになりそうですか？　あなたが朝起きたときに見える場所に貼っておくリマインダーを、今作ることもできますよ。

アリシア	それはいいですね。
セラピスト	他にも、このセッション後すぐにエレンさんに電話をするという方法もありますね。
アリシア	そうですね。そのほうがいいかもしれません。少なくとも電話はできるし、明日彼女が空いているかもわかりますね。
セラピスト	スタート地点を決めることが鍵だと思いますが、これはすごく大変なことです。長い間ストレスフルな問題になっていましたし、この問題を解決するには少し努力がいるかもしれません。でも私は解決できると信じています。今週エレンさんとお茶をすること以上のことを期待しないでくださいね。
アリシア	わかりました。もし彼女が空いていたらお茶だけにします。
セラピスト	このセッション後に電話をすると書きましょう。それからエレンさんが空いている日と合わせるために、あなたの予定を何日か開けておきましょう。
アリシア	それが一番いいと思います。
セラピスト	それではお茶をする場所について話しましょう。

　このやりとりで、セラピストはアリシアと一緒に社会参加という課題の細分化に取り組んでいる。単純な課題をこなすことが難しいと考えているクライエントの中には、いったん課題に取り組み始めると、予想したよりも多くを達成できることがある。アリシアはエレンに電話をすることから始めれば、週末にはボビーに会えるようになるかもしれない。課題を細分化するには、セラピストとクライエントの創造力が求められる。部屋を掃除したり、期限切れの請求を支払ったりするような比較的単純な課題もある。対人関係の形成や亡くなった大切な人を弔うことのような、非常に複雑な課題もある。しかし、課題の複雑さとは関係なく、その意図は、クライエントを何らかの活動に取り組ませることである。単に1人の友人と会うだけで、抑うつ感が軽減しないことは明らかである。したがって、行動活性化のセラピストは、「小さなことから始め、そこから築いていく」という原則を何度も繰り返す。小さなことから変えていくことで、達成感が得られ、希望の光が差し、より難しくて重要な生活の分野に再び取り組み続ける可能性が

高まっていく。この原則は、クライエントの抑うつだけでなく、生活の文脈で複雑になっている問題に取り組む際に特に重要になる。例えば、仕事を探すのは難しいため、仕事探しの過程で徐々にうつ病は悪化しかねない。

　セールスマンのジョンは、何カ月も前に会社を解雇された。彼には事業を始めて社長になるという夢があった。経済状況の変化に対処できると考えていたし、他の会社に入って人の言いなりになるつもりはなかった。しかし、事業を始めるために数カ月取り組んだ後、自分が挫折して落ち込んでいることに気づいた。治療を求めてきたとき、彼は行き詰まっていた。ほとんど毎日家で過ごし、一日中何をしていたかを言うことさえできない状態であった。彼はまだ事業をすることにいくらか希望を持っていたが、どこから始めたらよいかわからないという状況に陥っていることは明白だった。幸運なことに、彼はわずかな退職一時金を得ていたし、彼の妻はフルタイムで働いていた。そのため、彼がこの問題の解決に時間を割くためのお金は十分にあった。問題は、時間は刻々と過ぎるが前進できないということであった。

　セラピストの助けを借りて、ジョンは小さなことから考え始めた。最初のステップは、屋外で動き回る仕事で、独立できるような仕事を調べることであった。最初の課題として、造園業、庭師、不動産業、犬の散歩、家の塗装について調べた。そして、これらの選択肢について話し合った。これらのアイデアの中で、彼は動物に関する仕事が特に気に入った。犬の扱い方を学ぶ訓練施設はほとんどないように思えたため、犬の散歩や運動に関する事業を始めることが可能かどうかを調べることに決めた。やりたい職種を決めるという、最初の小さなステップを踏み出したのである。

　セラピストの支援のもとで、ジョンはスモールステップで仕事のコンセプト作りを始めた。最初に、その仕事は彼の住んでいる地域で需要があるのかを調べた。また、顧客へのサービスの一部として、ある程度の服従訓練を提供できるようになるために、犬の訓練教室にも参加した。次に、必要なビジネスライセンスを取得し、プロのペットシッター協会に入会した。そしてパンフレットを作り、マーケティングプランを立てた。

　6カ月後、3名の顧客がついた。生活するのに十分な収入は得ていなかったが、彼は前進していた。課題のステップが進むとともに、彼の気分は徐々に改善して

いった。金銭面での多少の心配はあったものの、犬と仕事をしているときは楽しそうであった。

　要するに、小さなことから始めることが、行動活性化の大きな部分である！そうしながら、不適切な目標を立てる傾向に対抗し、生産的な方法で前進するようにクライエントを支援する。人はうつ病になると、圧倒されるような目標を立てることがよくある。多くのクライエントは、小さなステップでは不十分であり、もっとたくさんステップを踏みたいと主張したがる。しかし、もっと「できる」と言う人がいるかと思えば、非常に小さな課題でさえ「できない」と言う人もいる。小さなことから始める必要性を強調することで、クライエントは「できる」と「できない」のスペクトルの両極から解放される。うつ病になったときは、詳細な段階的課題割り当てがとても有益である。

　こうした方法によって、セラピストはクライエントの変化へのニーズと、クライエントが実際に持っているエネルギー、時間、リソースとのバランスをとっていく。課題の段階化による変化のプロセスは、クライエントとセラピストの両者に、根気と粘り強さを求める。表5.1に、生活の重要な領域で変化を起こすために、クライエントとセラピストが活動を細分化した例を2つ示した。

全か無かの活動への対抗

　活動のスケジュール化と構造化は、クライエントの回避に対抗し、活動を始める助けになる。しかし、必ずしも課題を完璧にこなすことが目標ではない。多くのうつ病のクライエントは、容易に挫折感に打ちのめされ、非現実的な目標を立ててしまう。したがって、できるだけ成功するような活動を計画すべきである。例えば、その週のうちに2人の友人に電話をする、あるいは訪ねるという課題に同意したら、友人の1人に一度でも電話で話すことは成功の第一歩である。活動することですぐに気分が高まり、そのプロセスを再び試みることが容易になることもある（連絡をもらってうれしいと、エレンがアリシアに話したときのように）。その一方で、活動を続けるように促す必要があることもある。すぐに報酬が得られなくても、正しく選択された活動は最終的には報酬が得られるとクライエントに保証する。これは、部屋を掃除したり、履歴書を書いたりするような日

表5.1　複雑な課題の段階化の例

友人関係を取り戻す
- 連絡をしていない人たちのリストを作成する。
- 彼らの電話番号やメールアドレスをできるだけ集める。
- 連絡をとる人を1人か2人選ぶ。
- 連絡をとる日、時間、連絡方法を選ぶ。
- 電話をする、あるいはメールを送る。
- 実際に会おうと誘う。
- 別の古い友人を選ぶ。
- 繰り返す。

圧倒されて重要な仕事が遅れてしまっている、満足いかない職場の状況を改善する
- すべての仕事をリストにする。
- それぞれの仕事に期限を書き込む。
- 今週目標にする仕事を明確にする。
- その仕事の細かな要素を明確にする。
- それぞれの要素にかかると思われる時間を記述する。
- 毎朝1つの要素を行うスケジュールを立てる。
- かかった時間、完遂したこと、生じてきた障害をモニターする。
- 問題を解決し、次に目標とする新しい仕事を選ぶために、モニタリングの記録表を次の治療セッションに持参する。

注：段階化することが簡単な活動も難しい活動もある。対人関係や雇用に関する目標は複雑になりやすい。ここで示した例は、そのような課題を段階化したものである。

出典：*Behavioral Activation for Depression: A Clinician's Guide* by Christopher R. Martell, Sona Dimidjian, and Ruth Herman-Dunn. Copyright 2010 by The Guilford Press.
個人的な使用のためにこの表を複写する許可を本書の購入者に与える。購入者は、The Guilford Press のウェブサイトの本書のページからこの表のより大きい版をダウンロードすることができる。

課をする場合によく見られる。クライエントは庭が片づいたという結果に満足するかもしれないし、満足しないかもしれない。外にいることを気持ちがよいと思うことなく、課題を終えるかもしれない。しかし、庭仕事を続けていけば徐々に楽しくなるかもしれない。さらに、行動活性化では楽しさ同様、達成感の得られ

る活動を行うことも多いが、達成感の強化価を過小評価してはいけない。例えば、庭仕事は楽しくないかもしれないが、課題を達成したということに満足するかもしれない。スモールステップも、すぐに明らかにはならないが報酬となりうる。行動活性化は、クライエントがスモールステップで徐々に進み続けるならば、最後は回復の軌道に乗るという前提に基づいている。

> **原則6**：自然に強化される活動を重視する。

環境の中で自然に強化される行動は、風呂に入ったご褒美として子どもに飴を与えるような、その行動とは必ずしも関連のないものを外から与えることで恣意的に強化される行動よりも、再出現する確率は高い。自然な強化とは、行動の後に強化的な結果が必然的に起き、環境に本来備わっているものである（Sulzer-Azaroff & Mayer, 1991）。例えば、きれいなキッチンを見たら達成感や楽しさを感じるという理由で皿洗いをする人であれば、皿洗い行動は増加するだろう。達成感や楽しみは自然に随伴するものであり、皿洗い行動の後に必然的に生じるものである。反対に、皿洗いをただの日課と感じ嫌いなものだと思っているが、洗い終えた後に別の楽しいことがある人の場合は、数回は皿洗いをするかもしれないが、皿洗いという行動はその後ずっと増加していくとは限らない。

もしエレンがアリシアの電話に対して、「そろそろかかってくると思っていたわ。この世からいなくなったかと思っていた！」と答えれば、アリシアは電話したことが恥ずかしく、そして悲しくなるだろう。しかし「アリシア、電話をくれてとてもうれしいわ。ずっとあなたのことを心配していたし、私からかけようと思っていたの。あなたからかけてくれてうれしい！」と答えれば、アリシアは受容されたと感じ、喜び、もう一度電話をしようという気になるだろう。これが自然な随伴性であり、エレンの認証行動は自然な強化子として機能している。

有能なセラピストは、このような自然な強化を受けやすい活動を同定するように努める。自然な強化を受ける活動の手がかりは、クライエントの過去の歴史の中にある。「あなたがうつ病ではなかったら何をしたいですか？」という簡単な質問は、そのような活動を明らかにするのに役立つ。

クライエントの生活における随伴性マネジメント（contingency management）は、

自然な強化を有効に活用する方法の1つである。随伴性マネジメントとは、ある状況下での活動の結果をマネジメントすること、すなわち、行動の「ABC」をマネジメントすることである。例えば、セラピストはクライエントが特定の活動に取り組むと公約するよう励ます。前述した、翌週20分間の散歩を3回行うことに同意したジェームスの場合は、1人ではなく友人と散歩をする実験をしてみるように励まされた。友人との散歩に同意することは、他の人と一緒に活動することから自然に得られる楽しさを増加させる一例である。クライエントが課題を終えたらセラピストに電話をするという計画を、クライエントとセラピストで同意する場合もある。これには2つの目的がある。課題が成功したことをセラピストに電話し、クライエントが感じる達成感によって、その行動を強化することと、逆に、課題が達成できなかったことを認めたくないために、セラピストを回避する危険性を減らすという目的である。

随伴性マネジメントの別の方法として、高い生起頻度の行動は低い生起頻度の行動を強化するという、プレマックの原理（Premack, 1959）を用いる方法がある。例えば、テレビを見ることが高頻度行動で、キッチンを掃除することが低頻度行動だとすると、まず決められた時間キッチンの掃除をした後にテレビを見ることを随伴させる。このアプローチは、自然に強化される行動を行うという原則に合致しているが、強化されにくい行動を増加させるための別の動機を利用している。テレビを見ることはキッチン掃除の自然な結果ではないことは明らかである。この例では恣意的に活動を強化している。しかし、環境の随伴性をマネジメントすることで、退屈な課題や難しい課題が容易になる。掃除中に音楽を聴くことは、掃除をより楽しいものにするかもしれない。すぐに実現できる課題から始めるように段階的に課題を割り当てることで、すぐに達成感が得られるだろうし、より時間のかかる課題や難しい課題に挑戦しようというモチベーションが高まるだろう。随伴性をマネジメントする、活動をスケジュール化する、達成可能な行動目標を設定することは、行動活性化で一貫して用いられる技法である。

要　約

クライエントが活性化するように、活動のスケジュール化と構造化の重要性を

表5.2　活動の構造化とスケジュール化

活動の構造化とスケジュール化を支援する際は、以下のことを考慮する。

- 課題の頻度はどれくらいが最も適切か？
- 活動の持続時間や強度はどれくらいが最も適切か？
- その活動は何日、何時に行うべきか？
- あなたとクライエントは小さな目標から始めたか？
- あなたとクライエントは「全か無かの活動」に対抗したか？
- あなたとクライエントは自然に強化される活動を同定したか？

出典：*Behavioral Activation for Depression: A Clinician's Guide* by Christopher R. Martell, Sona Dimidjian, and Ruth Herman-Dunn. Copyright 2010 by The Guilford Press.
個人的な使用のためにこの表を複写する許可を本書の購入者に与える。購入者は、The Guilford Press のウェブサイトの本書のページからこの表のより大きい版をダウンロードすることができる。

強調した。表5.2に、この技法を用いるためのアイデアを紹介した。うつ病のクライエントが抗うつ行動に取り組むことを支援するために、セラピストとクライエントは協同して、クライエントがセッション間に行う特定の活動のスケジュールを立案する。合意した活動内容をクライエントが明確にわかるように、前もって各活動は構造化される。活動はクライエントの長期目標や短期目標と合致しているべきである。手がかりは、クライエントが行っていた抗うつ行動を自然に強化する過去の活動の歴史の中にある。活動を妨害する可能性のある潜在的な問題については、あらかじめ話し合っておくべきである。回避行動に関しては特に強調しておきたい。次章では、問題解決と回避行動に立ち向かう具体的な方法について徹底的に議論する。

第6章　問題解決と回避への対応

> 行動の計画にはリスクとコストが伴う。しかし、現状に満足して何もしないことで得られる長期的なリスクとコストよりも、はるかに少ない。
>
> ジョン・F・ケネディー（1917～1963）

　アリシアはセラピストに次のように話した。「私の人生はめちゃくちゃで、自分がこうありたいと思う理想からはほど遠い。友人関係は最悪で、惨めな気持ちになります。時々、ふと思うんです。私の人生、何の意味があるのだろうか？って」。

　セラピストはアリシアが対人関係の領域に困難を抱えており、そのような問題が現在のうつ病につながっているという話に、注意深く耳を傾けた。アリシアは話を続けた。「かろうじて私に電話をくれるのはエレンだけです。折り返しの電話はしないし、会うためにはこんな物騒な町まで来ないといけないので、誰だって電話などかけたくないと思うでしょう。私が唯一できることは、パートの仕事に行くために起きることだけです。実際、私が行っているのはそれだけです。他に生きるすべはありません」。

　セラピストは、アリシアが直面している課題の重大さを理解した。セラピストはそのことを伝えた後、仕事の問題について次のように尋ねた。「あなたの言う通りですね、アリシアさん。あなたは今、自分の人生が有意義だとか、楽しいとはほとんど思えないだろうし、好ましくない環境でひどく長い時間を過ごしているのだと思います。私たちはあなたの友人関係の問題に取り組み始めていますが、私は仕事があなたの気分に及ぼす影響についても考えているところです。よりよい仕事を見つけるという目標は、二の次にしてしまったのですか？」。

アリシアの反応は明快であった。「何の意味があるのだろうか？　8カ月も職探しをして、こんなくだらないパートの仕事を見つけただけなんて、何の意味もない。でも、そうですよね。私はいろいろなことをあきらめていたような気がします。自分のエネルギーやモチベーションは、すべてベッドに横になってつまらない雑誌をパラパラめくることに注がれていたように思います。なぜもう一度職探しをし、友人に電話をかけることができないのでしょうか？」。

　セラピストは返答した。「アリシアさん、私たちが最初に会ったときに話したことと同じようなことですよ。うつのためにうまく機能しない意志の力を振り絞って、とにかく行動するというアプローチを、自分自身で実行してみることです。特に気分が落ち込んでいるときは、行動して生活上の問題を解決することは大変です。ですから、あなたがすべて理解できるように、私のようなコーチが役に立つことを忘れないでください。あなたがうつから抜け出せなくて、前向きに人生を歩めずにいる問題が何なのか、一緒に究明していきましょう。友人と仕事、どちらの問題から始めたらよいでしょうか？」。アリシアは答えた。「今は仕事の問題は難し過ぎます。仕事のことを思うだけで、できるような気がしません。でも、もしサポートしてもらえるなら、仕事がしやすくなるかもしれないという思いもあります」。セラピストは「まったく同感ですね」と述べ、こう続けた。「今日は仕事の問題を、もう一度取り上げましょう」。

導　入

　アリシアは「私の人生、何の意味があるのだろうか？」と直接尋ねながら、強い絶望感でセッションを始めた。多くのセラピストは、うつ病のクライエントから同じような嘆きの言葉を聞いたことがあるだろう。クライエントは非常に多くの困難な問題に圧倒されており、セラピストも徐々に同じように圧倒されていきやすい。多くの場合、クライエントは自らが抱える現実世界の問題を、異常なほど難しく苦痛な状況であると考えてしまうために、抑うつ的になっている。クライエントによっては、受動的、回避的、あるいは退行的と特徴づけられるような対処戦略で治療を始める人もいる。前述したように、このような対処反応はさらに二次的な問題を生み、うつ病を長期間持続させてしまう。クライエントの多く

は、まるで真っ暗な洞窟の中に捕らえられてしまい、外に出る道を見つけられずにいるような感覚に陥っている。

　問題を効果的に解決することは、うつ病から抜け出す方法の1つである。行動活性化では、うつ病を長期間持続させる文脈的要因を強調するが、問題解決は治療過程で中心的な役割を担っている。行動活性化のセラピストの仕事は「コーチとして振る舞う」(原則7)ことであり、コーチングのほとんどはクライエントの問題解決を援助することに焦点が当てられる。原則8で述べているように、「問題を解決する実証的なアプローチを重視し、すべての結果は役に立つと認識する」。この原則は、行動活性化のすべてのセッションで、クライエントと生活上の重要な問題の解決に取り組むときや、治療過程で生じる問題への対応で問題解決の姿勢を具体化するときに、一貫した道標となる。本章では、行動活性化において問題を解決する方法について論じる。セラピストがどのように問題にアプローチするかを論じるため、まず従来の問題解決法について概観する。行動活性化で問題の解決を行う際に、思い出しやすくて便利な頭字語についても紹介する。

従来の問題解決法と行動活性化での利用

　問題解決法は、有効性が実証された認知行動的技法であり、行動活性化でも用いるが、その技法自体が治療法として広範囲にわたって研究されている(D'Zurilla & Nezu, 1999；Mynors-Wallis et al., 1997)。従来の問題解決法は長い歴史があり、さまざまな標的行動、あるいは個人(D'Zurilla & Goldfried, 1971；D'Zurilla & Nezu, 1982)とカップル(Jacobson & Margolin, 1979)の両方を含む集団に応用されている。

　従来の問題解決法は、通常、構造化された方法で進められていく。問題解決法の第1段階では、問題を明確化する。これは行動活性化のセラピストに対して、問題を同定し、具体化するように推奨していることと一致している。問題を丁寧に明確化することは、問題の重大さによって圧倒されているクライエントの感情に対処する上で有益である。解決しやすくするために、問題は行動の用語で定義する。「親友が引っ越していなくなり、どれだけ寂しいかを考えながら宙を見つめ、多くの時間を割いている」という問題に対しては、いくつかの解決策をイメージすることができる。対照的に、単に「気分がすぐれない」と定義された問題

では、解決策を生み出すことは難しい。クライエントが行動の用語で問題を述べ、問題が生じる状況を文脈で考えられるような習慣を身につけるように導くことが有用である。

　問題解決法の第2段階では、考えられる限り多くの解決策について、できるかどうかの判断をせずにブレインストーミングを行う。解決の可能性を判断しないほうが、数少ない実用的な解決策にこだわるよりも、多様性のある解決策が生まれる。可能性のある幅広いリストを作成したら、それぞれの解決策のメリットとデメリットについて評価する。クライエントとセラピストは、この段階でかなりの時間を費やすかもしれない。解決策のメリットとデメリットについて話し合うことは、最良の行動方針を明確にする上で有益である。クライエントが特定の解決策を決めたら、その解決策を行動の用語で記述し、実行する。

　その次の段階では、実行した結果を評価する。そのために、解決策を検証する時間枠を設ける必要がある。あらかじめ決められた時間で解決策が実行されれば、その結果を評価することができる。その時点で、解決策を修正し、別の解決策を考えることが必要になることもある。

　行動活性化での問題解決は、必ずしも系統立った、あるいは講義形式による明確なステップで指導されることはない。ある意味、行動活性化で強調しているのは「問題を解決する」ことであり、「問題解決法を教える」ことではない。行動活性化のセラピストは、うつ病の引き金となったり、うつ病を持続させたりしている問題を同定し、その問題を解決するために、クライエントとともに積極的に取り組む。その際、セラピストは問題を定義するために質問をし、解決策を挙げ、作成した計画の結果を評価する。

　例えば、クライエントのティムは、今の車の燃費が悪く修理に高額のお金がかかるため、新車を買いたがっていた。パートナーであるゲイルは、多額のお金を使うことに懸念を示していたため、ティムは家で非難されることを心配していた。彼とセラピストは以下のようなやりとりを行った。

ティム　　　僕は車が欲しいのですが、もしゲイルにそんな要求をしたら、きっと彼女は怒ってしまうと思います。
セラピスト　新車を買うことを、2人で話し合ったことはありますか？

ティム	いいえ。先月、僕が新しい薄型テレビを同僚からたった300ドルで買って家に持って帰ったときに、彼女は本気で僕に怒ったんです！
セラピスト	新しいテレビを買うことは、彼女に話していたのですか？
ティム	2人で来年のクリスマスに薄型テレビを買おうと話していました。僕は、これは大きな掘り出し物だと思ったのです。だから、それを家に持って帰ったら彼女がどれほど怒るかなんて考えもしませんでした。
セラピスト	彼女はお金を使ったことに怒っていたのですか？
ティム	うーん、本当のところ、買う前に彼女に言わなかったことが原因だと思います。今では彼女もそのテレビを見て楽しんでいます。
セラピスト	つまり、彼女はあなたが同僚からテレビを買う前に相談しなかったために怒ったのですね。では、新車を買うジレンマに対応する方法について、テレビのことから何か学べることはありますか？
ティム	そうですね、先に彼女に相談せずに、成り行きで車を買いに行くべきではないということでしょうか。
セラピスト	そうですね。この問題にどのように対処できますか？ その可能性は？
ティム	うーん、僕が出かけていって新車を買うこともできますが、自分で言ったように、それはたぶんよくない考えだと思います。今の車では長距離を走ると多額のお金がかかり、新しい車を買ったほうが安くつくことを、彼女に話すことはできると思います。
セラピスト	どうやってそのような要求をしますか？
ティム	簡単ですよ。3カ月前からの修理代の領収書を持っています。3,200ドルですよ！ 燃費にも注意してきましたが、僕の車は1ガロンで22マイルしか走れないんです！ ハイブリッドカーのほうがきっとよいと思います。
セラピスト	では、あなたは彼女にそのデータを見せることができますね。他にあなたができそうなことはありますか？
ティム	たぶん、インターネットで新車ではないけど新古車のハイブリッドカーの価格を調べて、燃費の評価を見ることができます。

セラピスト	そうですね。このすべてを行ったら、何を達成できそうですか？
ティム	彼女に十分な理由を示し、ただの衝動買いではないことを説明することができそうです。
セラピスト	それは彼女に必要でしょうか？
ティム	必要だと思います。テレビを買う前に彼女に電話をしなかったことが彼女を怒らせてしまったと思いますが、彼女は値段が手頃であることには同意していました。僕は情報を収集して、彼女に車のことを話すべきだと思います。
セラピスト	いつ実行しますか？
ティム	レシートをすべて持っていますし、明日はインターネットが使えます。おそらく、明日の夜にすべて済ませて彼女に話せると思います。
セラピスト	では、活動スケジュール表にそのことを加えましょう。
ティム	わかりました。
セラピスト	他にあなたができることはありますか？
ティム	今度の週末に車を見に行こうと彼女に尋ねてみることができるかもしれません。試乗も楽しめると思います。週末にすぐに買わないと約束することもできると思います。
セラピスト	とても実行可能な計画だと思います。成功だと判断する基準を考えているのですが、どのようになったらこの問題が解決したと判断できるでしょうか？
ティム	車を買ったら解決です。
セラピスト	では、車を買うことに彼女が同意しなければ失敗ですか？
ティム	うーん、それは非常に難しいですね。言い争いにならずに2人で実際に車のことを話せたら、成功だと感じると思います。
セラピスト	あなたの計画は成功が保証されていると思いますか？
ティム	車について話したいということ、そして彼女に自分と同じように考えるようには求めていないということを、率直に話せたら十分です。なぜなら、僕は彼女の意見やアドバイスを尊重しているからです。
セラピスト	やってみる価値のある計画ですね。どうなったか結果を来週話し合いましょう。

このやりとりでは、セラピストは新しいテレビを買ったときに生じた問題を検証するようにティムを支援している。実際、パートナーを怒らせたのはテレビを購入したことではなく、相談がなかったことであった。そこに、新車が欲しいというティムの望みを話し合うときに解決すべき問題の本質が明示されていた。ティムもまた、うまくいかない解決策と、おそらくうまくいく解決策を挙げた。彼は計画を立て、それを実行に移すスケジュールを立てた。セラピストは計画を実行した結果、パートナーが簡単に同意すると期待することは非現実的であると思い、ティムに成功だと判断する基準についてより具体的に尋ねた。

一次的問題と二次的問題

　行動活性化がターゲットとする問題には、一般に、一次的問題（primary problems）と二次的問題（secondary problems）という2つのカテゴリーがある。一次的問題とは、通常、クライエントのコントロールを超えたものであり、うつ病の発症と維持のいずれにも影響を及ぼすものである。二次的問題とは、一次的問題に対するクライエントの自然な反応に起因するものである。例えば、一次的問題には家族の不安定さや対人関係の破綻が挙げられる。このような問題に対する特殊な反応として、絶望感や無気力があり、これらが重篤になるとうつ病と診断される。無気力になったときにいつまでも寝ている、友人を避ける、あるいは（テレビを見るような）受動的な活動をすることは、理解できる反応である。つらい家族歴によって傷つき、対人関係の問題でネガティブな感情が引き起こされたときに、目立たないように社会生活を送ることも理にかなっている。行動活性化ではこのような行動を、二次的問題と見なしている。なぜなら、抑うつ気分を維持させ、一次的問題を悪化させるからである。この場合、対人関係が失われるだけでなく、友人との接触も失われるために、より孤立して孤独感を感じ続ける結果となる。二次的問題はクライエントのスキルの欠如によって悪化する可能性もあるが、多くの場合はクライエントによってコントロールできるため、最初に介入しやすい。
　一次的問題には、報酬が少なく弱化の多い人生となる喪失体験、日々の苛立ち、慢性的な痛みを引き起こす負傷のようなネガティブな出来事、あるいは新しい隣

人による騒音や交通量の増加といった小さな生活の変化などがある。二次的問題には、社会的な引きこもりや、ゲームをしたり、アルコールやドラッグに依存したりするような、受動的な現実逃避行動などがある。別の言い方をすれば、一次的問題はうつ病のきっかけとなる出来事であり、二次的問題は抑うつ気分に対する、よく見られるが効果のない反応の結果として生じる。

　一次的問題は変化のためには重要な治療ターゲットであるが、二次的問題がある程度改善した後にターゲットにすることが多い。一次的問題は抑うつ的なときは特に解決しにくい。一方、二次的問題は何を回避し、その回避がどのような機能を持っているかを明らかにできれば、治療ターゲットにしやすい。ネガティブな感情や状況から逃避したり回避したりする傾向は、とても人間らしい反応なので、ネガティブな気分であっても活動する力を身につける支援を行う前に一次的問題に取り組んでも、大した成果は得られない。クライエントをさらに落ち込ませる危険性すらある。いったんクライエントが活性化し始めれば、一次的問題に取り組みやすくなるだろう。

　問題が一次的であるのか二次的であるのかということは、必ずしも行動の形態で決められるわけではない。むしろ、行動の機能に注意を払うことが必要であるということに留意しておく。例えば、失業はうつ病エピソードを引き起こし、景気の後退によるものでクライエントのコントロールを完全に超えていれば、一次的となる。一方、抑うつ気分のために遅刻や欠勤が目立つようになり、そのために解雇されるという、クライエントの行動パターンの結果としてもありうる。失業が個人の行動とは無関係で一次的問題となる場合もあれば、回避という結果による二次的問題となる場合もあることを示すよい例である。

問題解決と回避

　回避は、効果的な問題解決を妨げる最も多い障害の1つであり、クライエントが回避に立ち向かうことは、問題解決の重要な部分である。このプロセスでは2つの要素が重要である。すなわち、回避がいつ生じるかを同定することと、クライエントのジレンマを認め認証することである。まず、どのように回避を同定するかを検討し、それから回避パターンを変えることの難しさを認証する重要性に

目を向けてみよう。

　セラピストは、クライエントが嫌悪的なことが起きないようにしている行動に注意しておくことで、回避を同定することができる。私たちは、クライエントが嫌な体験から逃れるために一時的に何かを行っているときに、回避行動——何かを防ぐための活動——と、逃避行動——不快な状況から逃れること——の両方を説明する便法として、「回避」という一般用語を用いている。役に立たない逃避行動には、税務書類を準備しなくてはならないことから逃れるためにテレビを見る、孤独感から逃れるためにアルコールを飲むなどがある。逃避や回避の結果として行動が繰り返されるという点で、その行動は負の強化によって維持されていると言うことができる。しかも、クライエントは回避行動によって短期的には利益を得るかもしれないが、ほとんど常に代償を払うことになる。多くの場合、クライエントは長期的な目標や幸福を追求する上で必要とされる活動には取り組んでいない。行動活性化では、一言でいえば、回避をこのように概念化している。時には回避は一目瞭然である——例えば、クライエントが毎週末に孤立してアパートに閉じこもったり、仕事を放棄したり、すべての社会的接触から引きこもっているときなど。しかし、とても微妙で捉えにくいときもある——例えば、クライエントがとても活動的ではあっても、自らの生活が報われていると感じていないときなど。

　アリシアのケースには多くの回避の例があり、そのような回避パターンは、アリシアがうつ病を克服するための闘いと密接に関連している。本章の最初で述べたセッションでは、アリシアの一次的問題と二次的問題にそれとなく触れている。アリシアのうつは、仕事を解雇され、マンションを失い、何カ月探しても常勤の仕事が見つからないという一次的問題がきっかけとなっていた。アリシアにとってこれらの問題がいかに重大な喪失であり、報酬のない生活の一因となっているかは理解しやすい。アリシアは現在望んでいない仕事に就き、望んでいない住宅環境で暮らしているため、彼女の日常生活は面倒なことや悲観的なことでいっぱいであり、それがさらに生活を報酬の少ないものにしている。これらのライフイベントは避けるのが難しいし、彼女のコントロール力を超えていたために、彼女は回避行動で対処し、そのためにうつ病を悪化させていた。もっとも、人は必ずしも一次的問題やその問題によって生じる気分に対して、うまく対応できる

わけではない。それらを解決しようとして、有効ではない対処パターンをとってしまう。抑うつ的であるという文脈においては、典型的な引きこもりや回避パターンによって、生活上の活動はますます狭まっていく (Lewinsohn, 1974)。実際、うつ病の人は、以前は報酬が得られていた生活の多く、あるいはすべてを行わなくなる。

　アリシアの場合、友人との接触をほとんど避けるようになり、新しい仕事を探すのをやめ、ガーデニングや読書といった以前楽しんでいたことをしなくなった。これらの回避パターンは二次的問題となり、結局好きではない仕事から抜け出せず、社会的サポートもなくなり、楽しめる活動があったとしてもほとんど行わなくなってしまった。アリシアのパターンは、行動活性化の原則2「生活の変化によってうつになり、短期的にしか効果のない対処戦略によってうつから抜け出せなくなる」を完全に例証している。寝ていたり社会的接触を避けたりすることは、よくある回避パターンである。その他の二次的問題には、アルコールや他の嗜癖行動で情動体験を抑制する、他者（例えば配偶者）の要求に常に従う、1人になる恐怖のために満足のいかない関係を続ける、などがある。これらの例は、回避パターンがいかに微妙で複雑な行動パターンであり、すぐに回避であるとはわかりにくいことを示している。アリシアのうつ病を持続させる主要な回避パターンを同定し、これらを積極的な問題解決のターゲットにすることが、セラピストに求められる。

回避する傾向と変化への挑戦の認証

　クライエントがうつ病の悪循環にはまり込む理由はたくさんあり、回避から活性化へと変化するよう援助するためには、凝り固まったパターンを壊すことの難しさを認証する必要がある。回避が微妙で捉えにくかったり、複雑であったり、あるいは一見すると解決困難なものである場合は、セッションで詳細に話し合ったホームワークが不完全であったり、課題を実行し損なうと、クライエントとセラピストは落胆してしまうだろう。セラピストは、クライエントに絶えず希望を持たせ、励まし続けるだけでなく、クライエントの困難な闘いを認証することが重要である。認証の重要性は、どれだけ言っても言い過ぎるということはない。

「問題を解決する実証的なアプローチを重視し、すべての結果は役に立つと認識する」ようセラピストに促す原則8を自覚しておく。

　アリシアの対話から収集したその他のよく見られる反応に、「どうして私はうつから抜け出せないのでしょうか？　今の状況から抜け出すために、何かをするべきだとは思うのですが」という質問がある。このような状況では、認証は効果的な介入となり、活性化の出発点となる。もう一度アリシアとセラピストとの対話に戻り、セラピストが回避を克服する闘いを認証し、変化を促すよう支援する方法について説明しよう。

セラピスト　アリシアさん、なぜあなたが身動きがとれなくなって、今の状態から抜け出せないかには理由があると思います。あなたが落ち込むときに何が起きているのか、私に理解できるように教えてください。あなたは週末と平日の夜によくベッドに横になって、「何も考えずに」パラパラと雑誌をめくると話していましたね。「身動きできるアリシアさん」は、どのような感じですか？

アリシア　おそらくベッドから起きて友人に電話をしたり、インターネットで仕事を探したりしています。そのような感じでしょうか。まさに自分がやっていないことをやっていると思います。

セラピスト　その通りだと思います。今は非常に難しいことですね。

アリシア　ええ、それにアパートの部屋は散らかっているし、家では健康的な食事もとっていません。自分のことが自分でうまくできていません。

セラピスト　ベッドで横になっているときに、起き上がってそれらを行おうと考えることはありますか？　時には起き上がって、何かやろうと試みることはありますか？　そうしたときに何か気がつくことはありますか？

アリシア　そうですね、時々起き上がることを考え始めるだけで、それが途方もない努力のように思えて、さらに疲れを感じるようになります。エレン以外の友人に電話をかけることを考えると、「やっても無駄だ」と絶望的な考えが再び現れ、不安になります。エレンと電話をしているときですら、罪悪感のようなものを感じます。いつも災

	難に見舞われている私のことで、彼女は疲れ切っているに違いないと。それで中途半端な試みをするか、言い訳をしながらベッドに戻るんです。
セラピスト	なるほど、とても難しそうだと理解できました。教えてほしいのですが、あなたがベッドで寝たままでいると、疲労感、不安感、絶望的な考えはどうなりますか？
アリシア	うーん、今までまったく考えたことがありませんでした。でも、今考えてみると、しばらくの間はそういう感情や考えは消えています。その日は努力をしなくてもいいんだと、少しほっとした気分になることもあります。
セラピスト	そうですね。それで「身動きがとれない」感じになり、前へ進むことが難しくなっています。治療の理論的根拠について話し合ったときのことを覚えていますか？　人は抑うつ的になると、何かを行っても報酬が得られないか弱化される結果になり、引きこもりや、回避しがちになると話し合いましたね。これこそ、まさしくあなたに起きていること、あなたの職探しや生活で起きていることだと思います。仕事と闘うことから逃げ出し、家を失うことになるのは自然なことだと思います。でも、ここで問題になるのは、こうしたことに取り組むことはとても難しく、回避すればいくらかほっとするために、目先のことを考えて回避し続けるということです。そのために、身動きがとれなくなってしまうのです。回避すれば一時的に気分はよくなりますが、長期的に見ればもっと落ち込み、ストレスになります。このパターンが習慣化しているのではないかと思っています。あなたはどう思いますか？

　このように、セラピストは嫌悪コントロールの影響下で行動パターンが現れ、最終的に変化をより難しくしていることをアリシアに説明し、認証している。セラピストは同時に、回避パターンは持続する頑強さがあることや、変化に向けて対策を講じるために回避パターンを治療ターゲットにする重要性を強調している。

セラピストが回避の力と変化への挑戦を効果的に認証することは、なかなか難しい。特にアメリカ文化は、自分のことは自分で行う、独力でやり遂げるという精神を推進している。手を伸ばして援助を受け入れることは奨励されておらず、昔は罰せられる可能性すらあった。クライエントは治療を始めることで、援助を求める一歩を踏み出しているわけだが、それでもやはり「とにかく自分でやりなさい」という姿勢は、しっかり根づいているようだ。

　また、うつ病のクライエントは、問題を解決する上で深刻な困難に見舞われている。最近の神経心理学の文献では、うつ病患者はうつ病ではない患者に比べて、特定の認知機能障害が認められることを示唆している。フォサティら（Fossati et al., 2001）は、大うつ病性障害患者は問題解決能力が障害されていると述べている。マーフィら（Murphy et al., 2001）は、躁病患者とうつ病患者は意思決定や課題遂行能力が障害されていると報告し、マザックら（Marzuk et al., 2005）は、自殺念慮のあるうつ病患者には実行機能スキルと問題解決に関する障害が認められると報告している。こうした研究は、クライエントには体系的に問題に取り組んで最良の対処を決定する支援が必要である、という見解を支持している。

　文化的な価値と、うつ病の脆弱性の両方に直接取り組むことは、有益な場合が多い。上記の情報をわかりやすくクライエントと共有することは、大きな認証となる。セラピストは次のように言えばよい。「生活の中で起きている問題であればどのようなものであっても、解決しようとするだけで、うつ病は克服できると多くの人は思っています。しかし最近の研究では、うつ病になっているときは、生活上の問題を解決する能力が低下していることが報告されています。うつ病は実行機能と呼ばれるものに影響を及ぼします。もっと簡単に言えば、うつ病は問題解決スキルを弱めてしまいます」。

　このような理由から、私たちは原則7「コーチとして振る舞う」に何度も立ち返っている。うつ病を克服するような困難なことに着手するためには、コーチが必要であると強調している。新しいスキルや複雑なスキルを学ぶ際には、コーチが重要であると、多くの人が同意する。行動活性化を学ぶ際も同じであると、常にクライエントに伝えている。そして、クライエントは自らの生活や体験のエキスパートであり、セラピストは問題解決において、目標を設定し、課題を細かく分解し、問題を具体的に明確化し、解決策を産出し、評価するエキスパートであ

ると説明している。長期目標は、最終的にクライエントが自分自身のコーチとなれるように、これらのスキルをクライエントに指導することである。しかし、学習の過程はスローペースで進める。特に治療の初期は、密接に協力し合うことが求められる。

　要約すると、認証は、クライエントが回避に立ち向かい、活性化に向けて動き出すように支援する過程において、重要で有益な手段である。認証することによって、クライエントは、自分自身が身動きがとれないでいることをセラピストが「理解してくれている」と感じる助けになる。また、なぜ自分自身で前進することが困難になっているのかを、クライエントが理解する助けにもなる。多くのクライエントは、認証によって恥や不安が減少し、その結果、協同作業や支援を受ける過程が容易になる（Warwar et al., 2008）。表6.1に、回避しているクライエントの体験を認証する重要性を思い出すリマインダーを紹介した。

行動活性化での問題解決と回避の修正

　回避を修正する最初のステップは、問題行動を明確で具体的な行動の用語で定義することである。例えば「何もできない」という問題は、理にかなった解決を導けるほど具体的な記述ではない。「外に出て課題を済ませなさい」と言うだけでは不十分である。より具体的な定義とは、以下のようなものである。「子どもたちの世話をしている平日の早朝、私は机の上の請求書を見て圧倒される。先週の火曜と水曜はとても動揺したので、オフィスのドアを閉めてホールに降り、テレビを見た。オフィスにある請求書のことを考えることがやめられなかったが、仕事を終わらせるためにオフィスには戻らなかった。子どもたちが学校から帰ってくる時間だと気づくまで、ずっとテレビを見ていた。仕事をしないとお金がなくなり、そして、忌々しい請求書の支払いができないという悪循環が続く」。何もできないという漠然とした問題は、その問題が生じるタイミングと頻度（火曜日と水曜日という特定の平日の朝、2回）、持続時間（両日ともに終日）、形態（オフィスを離れる、テレビを見る、仕事を回避する）を含んだものに変える。問題を行動の用語で具体的に定義することが、問題解決の最初のステップとなる。

　活動記録表は、クライエントの生活の中で高頻度に見られる問題を定義する上

表6.1 回避の力を理解する

回避したり、引きこもったり、あるいは「逃避したり」するクライエントを認証する際に、回避に関する以下の事実を覚えておくと役に立つ。これらの事実は、セラピストがクライエントを理解する方法を見つけ、セラピスト自身のフラストレーションや失望感を最小にする上で有益となる。

- 問題解決の試みや自らの環境への関与が強化されなかったり、何らかの形で弱化されたりすると、人は回避しやすくなる。
- 嫌悪的（逃避的）なことの回避や除去によって、ある行動が負の強化を受けると、その行動が継続する可能性が増える。
- 抑うつ的なときに活性化し生産的になるためには、疲労、集中力低下、あるいは他の抑うつ症状を克服する努力が必要である。ほとんどの人にとって、抑うつ的なときに努力することは嫌悪的である。しかし、努力することの回避が負の強化を受けている限り再発しやすい。
- うつ病の人の問題解決に関する認知機能障害は、実証的に支持されている。うつ病の人は、援助なしでは問題を解決する課題をうまく遂行できないだろう。
- うつ病のときは、回避に立ち向かい自らを活性化することは困難である。うつ病の文脈的特徴がそうさせてしまう。うつ病のクライエントは自然だと思う行動をしており、回避に立ち向かい、活性化するためにはコーチングが必要である。なぜなら、抑うつ状態のときは、自分自身を活性化することは、見せかけで不自然だと感じるからである。

出典：*Behavioral Activation for Depression: A Clinician's Guide* by Christopher R. Martell, Sona Dimidjian, and Ruth Herman-Dunn. Copyright 2010 by The Guilford Press.
個人的な使用のためにこの表を複写する許可を本書の購入者に与える。購入者は、The Guilford Pressのウェブサイトの本書のページからこの表のより大きい版をダウンロードすることができる。

でよいリソースとなる。問題を明確に同定できれば、パターンが浮かび上がってくる。例えば、アリシアは社会的なつながりの欠如が主な問題であると述べた。しかし、このレベルの詳細さでは不十分である。セラピストは、アリシアが友人

と再び連絡をとるために解決すべき問題を同定するように援助した。特に、アリシアはうつ病のために友人から排除されることが怖くて、友人とかかわることをためらっていることが明らかになった。例えば、大学生の頃の友人であるテリーは、昼食の誘いの電話をアリシアにしてきた。アリシアとセラピストは昼食に行くことで得られる利点について話し合ったが、アリシアはすぐにこう付け加えた。「惨めな昼食をするために会うだけです。彼女は私がどうしていたかを尋ね、私はどんなにすべてがひどいかを彼女に話して、取り乱すことはわかっています。まったく動揺することなく、話をすることはできませんし、彼女を怖がらせてしまうでしょう。テリーは結局家に帰って、私の生活がどれだけ崩壊したかを皆に話すでしょう」。アリシアとセラピストは協同作業をしながら、アリシアの問題を「友人と食事をしたいが、自分のうつ病については話し過ぎたくない」と明確に定義した。友人に打ち明ける恐怖を回避するために友人を避けていることが、アリシアの活動記録表には繰り返し登場していた。彼女の問題行動の中では、注目すべき行動パターンであった。

　問題を明確に定義できれば、解決に取りかかることができる。セラピストの主な役割は、クライエントがさまざまな解決策を産出し、その結果を評価するよう支援することである。例えば、アリシアとセラピストは「楽しい話題についてのみ話す」「正直に話すが、うつ病についてくどくどと話さない」「こちらから質問をして、質問をさせない」「昼食中の話題について計画を立てる」など、数多くの解決策のブレインストーミングに取り組んだ。前述したように、セラピストは解決策の評価を支援する責任も負っている。アリシアとセラピストは、産出された実行可能な解決策のプラス面とマイナス面について話し合い、2つの方法を組み合わせれば解決する見込みがあると決定した。アリシアは解決策として、「うつ病についてくどくど話さなくていいように、話題をいくつか準備しておき、昼食中は正直になり、すべてがうまくいっているふりはしない」と述べた。

　解決策が決まれば、セラピストはクライエントと一緒に、ホームワークとして活性化課題の構築に取り組む。これまでの章で説明してきた、随伴性マネジメント、自然な強化子とのかかわりの増加、段階的課題割り当て、課題のスケジュール化のような戦略が、問題を解決する手段として利用できるだろう。アリシアとセラピストは、友人と実際に会う前に、もう一度治療セッションを設けたほうが

よいと考えた。そこで、アリシアのホームワークは、友人に連絡して日時を決めることと、話の話題を作ることにした。この2つの課題を行う時間が、次週の活動記録表に書き加えられ、スケジュール化された。他のクライエントと一緒に、セッション中にリハーサルを行うことも有益かもしれない。例えば、セッション中に主張行動を練習しておくことは、セッション間の課題のスケジュール化に役立つ。

　アリシアはテリーとの昼食時の話題に関するリストを持って、次の治療セッションにやって来た。彼女は質問できたり思い出を語られたりするような大学の頃の人を同定したり、「ノースウェストの住み心地はどう？」「家族はどうしているの？」「大学のことで最も覚えていることは何？」といった質問リストを作成していた。アリシアとセラピストは、これらのアプローチや質問内容の長所と限界を話し合っているうちに、アリシアがテリーと話して悲しくなるかもしれないし、たとえ最近の生活の変化について話さなかったとしても、「混乱している」と見られるのではないかと心配していることに気づいた。セラピストは再度、これが解決すべき問題であることを確認して、アリシアを勇気づけた。セラピストとアリシアは、仮に悲しくなっても、その悲しみにうまく対応できるような方法のリストを作成した。アリシアは、席でうなだれていないか、顔をしかめていないか、姿勢よく座っているか、一貫したアイコンタクトをとっているかに注意を払うと書き留めた。万が一、直接気分について尋ねられた場合に備えて、涙を誘いがちな「うつ病」という言葉を使わず、「この1年間、情緒的に嫌な目に遭っている」と答える練習をした。最後に、もし悲しくなったり圧倒されたりした場合は、中座して化粧室に行くことをあらかじめ決めた。

　この計画を手にしながら、アリシアは友人との昼食に出かけた。そして昼食が成功したことをセラピストにうれしそうに報告した。教授の授業でばか騒ぎをしたことや、寮生が管理人に行った悪ふざけについて話をしたときは、彼女は本当に大きな声で笑った。アリシアはそのときは幸せだったが、今は困難な生活を歩んでいることを考えたときに、数分間悲しい気持ちになり始めたと報告した。しかし、彼女は自らの計画に従い、姿勢を正しくし直して、会話の話題を友人の家族の近況に変えた。憂うつな気分に陥らないことを確信すると、彼女は「流れに身を任せ」2時間半話をした。

表6.2　ACTION——セラピスト版

ACTIONのステップを通して、セラピストはクライエントに行動活性化の鍵となる要素を覚えさせることができる。その要素とは、クライエントの行動の機能を評価する、クライエントがいつ回避行動を行っているかを同定する、クライエントはどのように状況に反応するかを選択する権利を持っていることを思い出させる、新しい行動を日常生活に取り入れる、結果を観察し結果から学ぶ、そして変化のプロセスを粘り強く続けることである。

Assess（評価する）：行動の機能を評価する。つまり、その行動がどのくらい役に立つかをクライエントが自問する。その結果はどうか？　その行動は抑うつを強めてはいないか？　長期目標と矛盾してはいないか？　その行動は抗うつ効果があるのか？　長期目標と一致しているのか？

Choose（選択する）：活動を選択する。選択の概念は2つの理由で重要である。第1に、行動活性化は協同治療である。クライエントとセラピストは、パートナーとして協同作業を行う。クライエントは一緒に計画した活動から選択をする。第2に、多くのうつ病のクライエントは、自らが行為者であるという感覚、あるいは自らの生活をコントロールしているという感覚がない。クライエントに選択権があるとはっきりと指摘しながら、自分自身の生活をコントロールし影響を与えている力を強調する。クライエントは特定の行動を増やしたり減らしたりすることを選択できる。

Try（挑戦する）：選択した行動に挑戦する。計画を活動に移すことが行動活性化の中核である。

Integrate（取り入れる）：新しい行動を日常生活に取り入れる。これは理解しておくべき重要な考えである。うつ病になって数カ月後、あるいは数年後でさえ、1度の活動が、強いインパクトをもたらす可能性はない。新しい行動をたった1度試みただけで、結果を評価するのは不十分である。「外から内へ」働きかけ、活動を増やしながら、効果を蓄積していくことが重要である。新しい行動を日常生活に取り入れるように繰り返し活動することで、気分と生活文脈の改善が導かれる。

> Observe（観察する）：結果を観察する。もちろん、抗うつ効果のある行動を日常生活に取り入れることで、クライエントのうつ病が改善されることを望む。そうなるかどうかは、クライエントが活動をスケジュール化し、活動を選択し、何度も挑戦して、活動を取り入れ、クライエントと一緒に何が起きたかを観察するまでわからない。結果を観察すること、何が作用し何が作用しなかったかを学習すること、そして、この情報を将来の活動計画に役立てることすべてが行動活性化の鍵となる。
> Never give up（あきらめない）：決してあきらめない。言い換えれば、このプロセスを継続するということである。新しい活性化の習慣を発展させ実行するには、努力の繰り返しが必要である。こうした抗うつ効果のある行動は、たとえ圧倒されるネガティブな気分の渦中にいるときですら、徐々に自動的になる。

出典：Martell, Addis, and Jacobson (2001, pp.102-105) in *Behavioral Activation for Depression: A Clinician's Guide* by Christopher R. Martell, Sona Dimidjian, and Ruth Herman-Dunn. (The Guilford Press, 2010). 個人的な使用のためにこの表を複写する許可を本書の購入者に与える。購入者は、The Guilford Press のウェブサイトの本書のページからこの表のより大きい版をダウンロードすることができる。

要　約

　セラピストとクライエントが綿密に協力し合うにつれ、抑うつ的なときに問題にアプローチして解決することは難しいということを、セラピストが認証する機会は多くなる。行動活性化のセラピストは、回避を強調しながら——どのような姿形で、どうなるか——認証していく。回避は、うつ病の自然で理解可能な一部分であるが、二次的問題に発展しやすいために、長期的に見ればめったに機能しないことを説明する。加えて、セラピストは問題解決的な態度であらゆることにアプローチする一貫したモデルとしても存在している。したがって、どのような課題や障害がクライエントから示されたとしても（例：ホームワークをしない）、セラピストは「私たちはここから何を学べるか？」に焦点を当てて反応することを目指す。このセラピストの態度によって、クライエントは認証される。なぜなら、クライエントは忍耐と楽観性に特徴づけられた、一貫した中立的な反応を体

表6.3　問題解決と回避に取り組むクライエントを支援するためのヒント

クライエントの問題解決を支援する際は、以下のことに留意すると有益である。

- このケースに従来の問題解決法を指導することは適切か？
- 新しい仕事が必要であるといった、クライエントの一次的問題を支援しているのか？
- 友人を避けるといった、クライエントの二次的問題を支援しているのか？
- 回避は対処する必要のある問題か？
- クライエントは会社での余分な仕事を避けるために出社しないといった、嫌悪的なことを避けるような活動をしていないか？
- クライエントはストレスになる家族との交流を避けるためにテレビを見るといった、嫌悪的な経験から逃避しようとしていないか？
- 変化を起こす課題への取り組みを支援しているときに、クライエントが回避したくなるといった、当然起こりうる傾向を認証しているか？
- ACTIONは、このクライエントのこの状況で適切か？

出典：*Behavioral Activation for Depression: A Clinician's Guide* by Christopher R. Martell, Sona Dimidjian, and Ruth Herman-Dunn. Copyright 2010 by The Guilford Press.
個人的な使用のためにこの表を複写する許可を本書の購入者に与える。購入者は、The Guilford Pressのウェブサイトの本書のページからこの表のより大きい版をダウンロードすることができる。

験するからである。

　さらに、セラピストは治療の過程で生じる課題や障害への反応すべてにおいて、問題を解決する姿勢を示す。この問題解決へのアプローチを要約する方法の1つは、「ACTION」という頭字語で説明される（Martell et al., 2001）。その頭字語については、表6.2にセラピスト版を、付録1hにクライエント版を詳述した。セラピストは効果的な問題解決を促進するために、「ACTION」を利用してクライエントを指導することができる。一次的問題の多くは、変えられないものであったり（例：配偶者の死）、解決には複雑なプロセスを必要としたりするため（例：職探しに関する多様なステップ）、うつのサイクルを持続させている二次的問題

が、変化への最初のターゲットとなる場合が多い。特に、逃避や回避の手段として機能する行動は、治療初期に取り組まれる。これまで論じてきたように、行動活性化で扱う多様な問題は、クライエントが家の掃除を怠ることから、安定した仕事に就けないことまで、あらゆる領域に及んでいる。

　解決すべき特異的な共通問題は、反すうである。うつ病のクライエントは、問題を反すうすることに多くの時間を費やしており、反すうのパターンはうつ病を悪化させる。反すうによって、クライエントは生活に取り組むことを避けることができ、それゆえ、反すうは回避として機能する。反すうによって、クライエントは積極的に問題解決を追求しなくなり、興味のない、あるいは圧倒される課題をしなくなる。残念ながら反すうによって、クライエントは報酬の得られる活動もしなくなる。表6.3に、クライエントの問題解決と回避を扱う上で有益なヒントを示した。次章では、問題となる思考パターンを変えるために、セラピストはどのようにクライエントを支援するかについて論じる。

第7章　反すう思考と問題行動

> 考えることは易しく、行動することは難しい。考えを行動に移すことは、世の中で最も難しい。
>
> ヨハン・ヴォルフガング・フォン・ゲーテ（1749～1832）

　前回のセッション後、アリシアはエレンが誘ってくれた小さなディナーパーティーに出席した。彼女はセラピストと立てた計画を上手に遂行した。彼女はディナーパーティーの前日に服を慎重に選んで、欠席する言い訳ができないようにした。加えて、取り消しにくいようにエレンと出席するという趣旨の硬い口約束をした。当日、彼女はパーティーに最後まで参加した。しかし、次のセッションでそのパーティーについて語ったときに、思っていたよりも気分が落ち込み、その週はうつ病のわずかなぶり返しを経験したと述べた。

　セラピストがディナーパーティーの詳細について尋ねたとき、アリシアは泣き出した。彼女は、出席することで進歩したことを認めた。うつ病になって以来の、自分の典型的な行動であった回避とは明らかに違っていた。しかし、パーティーでは参加しているふりをしているだけのような気がした。彼女は会話が楽しいと感じなかった。食事はおいしかったが、参加している人たちと楽しまなくてはいけないと考え続けていた。パーティーの間じゅう、次のようなことを考えていた。「私には楽しめないとわかっていた。不幸すぎて楽しめない。どうしていつもこんなに落ち込むのだろう。以前は人が好きだったし、笑っていた。何も解決していない。来るべきではなかった。こんなに落ち込んでいると感じなければよいのに」。

　セラピストがパーティーでの会話はどうであったかを尋ねると、アリシアは答

えることができなかった。落ち込みに関する考えに没頭しており、実際の会話に注意を払ってはいなかった。

導　入

　何十年もの間、行動主義者は「首から上の活動」を無視していると非難されてきた。確かに、行動主義は強固な反精神主義の姿勢をとっていたが（例：Skinner, 1974）、スキナー（Skinner, 1957）でさえ、私的言語行動（private verbal behavior）を説明しようとしていた。彼は研究者たちを満足させることはできなかったが（Chomsky, 1959）、彼の研究は、顕現的な公的行動（overt public behavior）（例：話をする）と同じ原理に従う内潜的な私的行動（covert private behavior）として、思考の重要性を伝えている。すなわち、思考はそれ自体の特別なルールに従う別の行動カテゴリーではなく、「私的行動」であり、すべての公的行動と同様に強化や弱化などの学習原理に従うという。

　行動活性化では、ネガティブな思考の罠に捉われているクライエントを助ける枠組みとして、思考を「私的行動」として概念化している。行動活性化の中で概念化されているように、反すうはうつ病を改善させる際のターゲットとなる2つの特有な問題につながっている。第1に、反すうは環境から人を引き離し、今この瞬間への関与ではなく、内的な思考に注意を集中させ続ける。第2に、反すうは効果的な問題解決を妨げる。行動活性化のセラピストは、クライエントとともに入念なアセスメントを通して、これらの問題に対処していく。そして、反すうの結果の強調、問題解決、感覚体験への注目、目の前の課題への再注意、反すう思考からの気そらしなどの行動的戦略を用いる。行動活性化における、うつ病の反すうの概念化、アセスメント、そして介入のプロセスを詳細に紹介する。

反すうとうつ病

　ベックは1960年代に、うつ病のクライエントのネガティブな思考の重要性に着目し、新しい分野を開拓した。彼は、ネガティブな思考は、症状としてだけではなく、おそらくうつ病の原因の1つでもあるということを提案した。ネガティ

ブな思考の原因となる性質が議論されると同時に（Hayes & Brownstein, 1986）、うつ病には特徴的な思考様式があるという考えが広く受け入れられていった。確かに、うつ病の治療において、このようなネガティブな思考に取り組むことは重要である。

　行動活性化では、行動原理に沿った方法でネガティブな思考や反すうにアプローチしている。思考は顕現的な公的行動と同様に、以下のような原理で理解することができる。すなわち、特定の思考や思考様式は、強化されるものもあれば、弱化されるものもある。言葉や観念は、さまざまな感情体験と対になると、ポジティブ、ネガティブいずれの感情も引き起こすことができる。公に口に出された言葉は、明らかな影響を及ぼす。例えば、ある人が誰かに「バカ」と叫べば、話し手と受け手双方に情緒的な結果が生じる。同様に、もし自分自身に「バカ」と聞こえないように叫んでも、情緒的な結果を体験するだろう。このような公的な会話と私的な会話は、後々まで情緒的な衝撃を与えうる。言語の本質上、私たちの言葉、そして生活について自分自身に語る物語は、何度も繰り返し感情を再体験させ続ける（Hayes et al., 2001）。

　行動活性化では、ネガティブな思考の先行刺激と結果、そしてそれが起きる文脈に焦点を当てることで、クライエントがネガティブな思考を行うプロセスを強調する。例えば、クライエントがこのように考え始める前に何が起きたのか？　その後に何が起きたのか？　効果的な問題解決（例：問題を明確にする、解決策を産出する、最良の対処法を決定する）をもたらしたのか？　あるいは、反すうによって「時間を浪費する」感覚（例：解決せずに何度も繰り返し受動的に問題を振り返る）になったのか？　このような役に立たない思考パターンが現れやすい特定の環境はあるのか？　ディナーパーティーでのアリシアの体験は、もちろん生産的な解決をもたらさない思考の一例であった。彼女は、うつ病になる前はどれだけ楽しかったかについて考え続けていた。彼女の心は、問題を同定しどう対処すべきかを見つけ出すことよりも、自分がいかにつらかったか、なぜもう楽しむことができないのか、どうして孤独で満足感の得られない生活になる運命なのかと、何度も何度も振り返っていた。これが、反すうと呼ばれる思考プロセスの本質である。

　反すうとはいったい何なのか？　「反すう（rumination）」という用語は、ラテン

語で「じっくりと考える（chewed over）」を意味するruminatの派生語であり、心の中で何かを何度も何度も繰り返す思考を表すのに用いられる。反すうとは、抑うつ気分の原因と結果を含んだうつ病の体験に繰り返し焦点を合わせることである（Nolen-Hoeksema, 2000）。抑うつ的反すうは、自分の考えや、自分を見つめて、いかに気分が悪いかと繰り返し考え続ける状態に集中することである。計画を立てたり、問題を解決したり、あるいは変化を起こして苦痛を軽減するためのステップを踏むことなく、ネガティブな内的な感情状態に繰り返し集中することである（Nolen-Hoeksema et al., 1993；Nolen-Hoeksema et al., 1994）。抑うつ的反すうは、気分依存的でもある――気分が落ち込むと、続いて反すうが起こり、ネガティブになる。

　エール大学のノーレン－ホークセマら（Nolen-Hoeksema et al., 1993）は、うつ病の人に共通する反すう思考のパターンを入念に調べた。彼女らは、受動的な反すう思考スタイルの人は、積極的な問題解決スタイルの人に比べ、長期間抑うつ的であり、より重篤なうつ病を経験する傾向があることを発見した。初期の研究では、反すうを1つのまとまった現象として定義したが、後の研究では、内省（reflection）と考え込み（brooding）という2つのタイプの反すうのプロセスがあるかもしれないと主張した（Treynor et al., 2003）。両方とも内面に向かっていくが、内省は認知的な問題解決を伴い、考え込みは現在の状態と最良の状態との違いを受動的に繰り返し考えることを伴う。両方とも反すうと同時にうつ病を悪化させるが、考え込みだけは徐々に気分が悪化していくことと関連している。

　同様に、ワトキンスら（Watkins et al., 2008）は、適応的な反すうと不適応的な反すうの違いを強調した。適応的な反すうとは、具体的で、プロセスに焦点を合わせた、明確な思考を特徴とする。不適応的な反すうとは、抽象的で、評価的思考を特徴とし、解決に焦点を合わせた問題解決をもたらさない。適応的な反すうは、難しい問題が合理的に解決するまで、繰り返し心の中で評価をする際に、誰にでも比較的よく見られるが、抑うつ的反すうは情緒不安の増大のみを招く。

　反すうのプロセスは、クライエントをネガティブな状態から抜け出せなくし、ほとんどと言ってよいほど環境から遊離させる結果となる。これは、うつ病は繰り返される自己注目を引き起こし、問題解決には至らないと述べたレヴィンソン（Lewinsohn, 2001）のフォーミュレーションと一致している。クライエントは「今

日は気分が落ち込む。なぜこういうことが立て続けに起きるのだろうか？　克服できるだろうか？　難しすぎる」といった、精神的な決まりきったパターンや思考に陥る。このような思考が終わりをみせることは稀であり、有効な問題解決はもたらさない。そしてこの思考は、何度も繰り返される。その結果、自分の思考で身動きがとれなくなり、ポジティブで積極的な解決策を見つけにくくなり、他の活動から撤退する傾向が強くなるという、自己永続的なプロセスとなる。このような内的気分への持続的な集中は、活動から得られる楽しみを減少させ、目標達成を妨害することでうつ病を持続させる危険性がある。

　このような思考パターンは、何カ月も落ち込んだ後に治療を求めてきたケンによく見られた。アリシアと同様ケンのうつ病は、大切な仕事を失って数カ月間失業した後に始まった。彼は自分自身を「逆境に強い人間」だといつも思っていたが、精神科医に大うつ病性障害と診断されて驚いた。彼は以前より収入の少ない塗装業に就き、家族が何とか暮らしていくことはできた。しかし、子どもと一緒に自転車に乗ったり、家のちょっとした修理をしたりするなど、今まで楽しんでいたほとんどの活動に興味を失い、野球の試合に参加するような活動を続けることもできなくなった。彼はいつも疲れを感じ、仕事から帰ったときはすぐに食事をとる以外に、家族と一緒に過ごす時間はほとんどなかった。そして夜はテレビを見て時間を過ごした。彼は1年で体重が25キロ増え、自分のことを「ずぼらな人間」だと考えていた。

　ケンが治療を始めたとき、彼とセラピストは楽しさと達成感の体験を増やすために、活性化課題を作成した。彼は活動計画を立ててセッションを終えたが、自分が行った活動は、疲れるし何の助けにもならないという考えが浮かんでくることに気づいた。午前中は、自分がどれほど落ち込んでいるかと考えた。職場では、自分はうつ病でこれ以上のやりがいのある仕事はできないので、このような簡単な仕事をせざるを得ないと考えた。家にいるときは、昔は妻と2人の娘と楽しい時間を過ごしていたのに、今は家族の気遣いはしていないと考えていた。長女は高校生最後の年になり、来年は大学に進むので寂しいと考えていた。彼は、どのようにしてうつ病が自分の生活を奪っていったかを考え続けていた。

　セラピストは、ケンのように苦しんでいるクライエントに対してどのようにすべきだろうか？　行動活性化では、反すうへの2つの主要なアプローチを行う。

一般に反すう思考への働きかけは、前述したように、思考の内容ではなくプロセスに重点を置く。行動活性化のセラピストは、反すう思考の妥当性の検証はしないし、認知療法でよく行われるような信念の検証（Beck et al., 1979）をクライエントに要求することもない。むしろ、反すう思考が起きる文脈と、反すうの先行刺激と結果を調べることで、反すう思考のプロセスをターゲットにする。特に、どのような状況が反すうの引き金になるのか、反すうによって他にどのような機会を逃しているのかに焦点を当てる。そして、反すう思考はクライエントを自己注目させ、生活から遊離させ、考えが堂々巡りをする終わりのないメンタルループ（mental loops）に陥らせる結果になることをクライエントに気づかせ、代替行動を行うよう勧める。セラピストは、反すうを注意深くアセスメントし、さまざまな行動的戦略でターゲットにすることで、反すう思考に働きかける。

反すうのアセスメント

　反すう思考にクライエントと一緒に取り組む最初のステップは、アセスメントである。具体的には、クライエントが活動に取り組んではいるが、少しも喜びを得られなかったと報告するときは、反すう行動をアセスメントする。多くの場合、アクティブなクライエントは、顕在的な行動の活性化に関して、すべきことを的確に行っているようには見えるが、心ここにあらずの状態にあるため、十分な活動に取り組んではいない。公的行動と私的行動の違いを評価することが重要である。なぜなら、クライエントは積極的に活動しているように見えるが、実際は私的反すう行動を行っているので、活動から遊離した状態にある可能性がある。例えば、公園で犬にボールを投げることは、潜在的な高い報酬価を持つ活動に見える公的行動である。しかし、クライエントがその活動を楽しめないと言ったときは、クライエントの体験の全体像を得るために、公的行動と私的行動の両方をアセスメントすることが重要である。惨めな気持ちだ、これ以上気分がよくなることはない、うつ病ではなかった日と比べると今日の公園はずっと調子が悪かったなどと、考えながらボールを投げていたのだろうか？　ボールを投げながら反すうすることは、ボールを投げながら犬や公園の細部に注意を払うこととは、非常に異なった活動である。これは、多くのうつ病のクライエントが述べる「ふりを

する」という感覚をわかりやすく説明している。確かに、運動行動は存在している——ふりをする——が、脳は意図された体験から注意を遊離させ、別の活動を行っている。反すうを効果的にターゲットにする方法を理解するために、セラピストはまず、反すうを維持する随伴性をクライエントと一緒に検討する必要がある。このようなアセスメントによって、その後の介入が導かれる。一例を挙げよう。

セラピスト　アリシアさん、仕事についての考えから抜け出せなかった昨日の状況について、できるだけ知りたいのですが。標準以下のことしかできなかったと考え始めたとき、何が起きていたか教えていただけませんか？

アリシア　自分のコンピューターでメールの返事を出していました。

セラピスト　反すうし始めたとき、メールの返事を出すことをやめましたか？

アリシア　ぼんやりしていました。10分で終わる仕事に1時間近くかかりました。

セラピスト　メールの返事を出す前に、反すうしていましたか？

アリシア　役に立つと思って、メールに取りかかりました。

セラピスト　それは活動的になるよい試みですが、昨日はうまくいかなかったようですね。メールの返事を出する前に、何をしていましたか？

アリシア　テレビを見ていました。つまらない昼間のトーク番組です。

セラピスト　その番組をしっかり見ていましたか？

アリシア　最初、在宅勤務をする人に関するコーナーがあり、自分に関係があるだろうと思ったので、よいかもしれないと思いました。

セラピスト　反すうから注意をそらすために、それを見たかったのですか？

アリシア　いいえ、その番組を見る前は大丈夫でした。

セラピスト　番組の間に何が起きたのですか？

アリシア　在宅勤務についてのコーナーの前に、コンピューターの天才で、17歳で大学を卒業した10代の若者へのインタビューがありました。それが私に打撃を与えました。とても賢いし、17歳でチャンスを得るなんて、その子どもは私より何て幸せなのだろうと考え始

	めました。彼はとても一生懸命だけど、私はとても怠け者だと考えていたと思います。それで再び悲しくなりました。
セラピスト	在宅勤務についてのコーナーを見続けましたか？
アリシア	はい、でもあまり覚えていません。あのとき、完全に頭の中は最悪の気分でした。
セラピスト	そうすると、インタビューを見ていたときに反すうが始まったのですね。
アリシア	はい。
セラピスト	テレビを見ることは、そのときはよい考えのように思えたけれども、実際はかなり苦痛だったのですね。何が役に立ち、何が役に立たないか、わかりますか？　難しいですか？
アリシア	トーク番組を見ることは、おそらく悪い考えだと思います。番組の性質によっては、他人の不幸や自分の不幸に関して自分に混乱が起きます。
セラピスト	そうですね、おそらくトーク番組を見ることが原因ですね。もしテレビを見なかったら、メールに取りかかりやすかったと思いますか？
アリシア	そうかも知れません。
セラピスト	そうですね、確かにはっきりしたことはわかりません。でも、特に気分が落ち込んで、反すうをたくさんしているときは、テレビを見ずにメールのようなスケジュール化した活動に取り組んだほうがいいのではないでしょうか。どう思いますか？
アリシア	おそらくそれがいいですね。

　このようにセラピストは、いつ反すうが始まったかを解明するために、一連の出来事をさかのぼっていった。反すうはトーク番組を見るという、特定の文脈と関係があった。アリシアが再び同じような傷つきやすい状況に陥るのを防ぐために、昼間にテレビを見る代替案を話し合うことは理にかなった戦略であった。また、アリシアが他の文脈でも反すうすることを考えると、後で概説するいずれかの戦略を含めて、反すうに対処する他の方法も話し合うべきである。

反すうを維持させる結果は、反すうを促進させる先行刺激と同様に重要である。ケンは、自分の生活を奪い去ったうつ病について反すうしていたが、生活がどのようにして台無しになったかを考えることで、一瞬、自分の問題について何かをしているような気がしたと述べた。この場合、彼の反すうは、問題の解決策を産出しようとする機能を持っていることが明らかであった。問題を明確に同定し、解決策についてブレインストーミングを行うよう彼に具体的に教えることが、反すうに費やす時間を減らすのに役に立つ。

　クライエントによっては、反すうは悲しみの体験を減少させるように機能するようだ。マリアの姉は2年前に亡くなった。マリアは姉が若くして亡くなった原因や、姉の死が姉の子どもに与える悪影響、姉のいない生活のむなしさについての反すうにかなりの時間を費やした。心理学者ボルコベックら（Borkovec et al, 2004）は、不安に関する問題を抱えるクライエントは、ある意味、悩みの言語処理（基本的にはセルフトーク）が情動処理を減少させるために、悩むのかもしれないと述べている。リネハン（Linehan, 1993）は「抑制された悲しみ」の悪影響と、それが頻繁に反すうする患者に存在するかもしれないということを報告した。これらの概念化は、反すうが時々クライエントを認知レベルに引き込み、同時に、悲しみの情動体験を回避させる、ということを暗示している。これらの理論に関してはさらに研究が必要であるが、私たちの臨床経験では、マリアのようなクライエントは急性の苦悩を減少させるために反すうする傾向があることを示唆している。治療では、マリアのセラピストは協同して、姉の写真を見たり、死のプロセスについて話したり、姪や甥を訪れたり、以前に姉と一緒に行っていた活動をするなどの、悲しみの情動体験に接近する活動を同定した。このようにしながら活性化されるにつれ、マリアの悲しみは一時的には強まったが、反すうや他の抑うつ症状は減少していった。

　多くの場合、反すうがどのような機能を果たしているかは明確ではない。悲しみ、寂しさ、その他のネガティブな情動状態について話すことはすぐに強化され、現在の環境からの苦痛が緩和されなくても習慣化するために、反すうは持続するようだ（Ferster, 1974）。他に行う行動がないために持続することもあるらしい。基本的な認知スタイルとして、反すう反応に陥りやすいクライエントもいるようである。

しかし、これらすべての場合において、セラピストの課題は、反すう行動が有益であるかどうかを、クライエントが同定できるように支援することである。有益であるかどうかを決めることをクライエントに教える方法として、アディスとマーテル（Addis & Martell, 2004）は「2分間ルール」の使用を提案した。クライエントがあるトピックについて考えているとき、考える前よりも「問題解決の方向に進んだか」、あるいは「ある程度問題が理解できるようになったか」を、2分間自問するようクライエントに求める。さらに、「考えた後に自分を責める気持ちや抑うつが減少したか」を自問するよう求める（p.97）。これらの質問の答えに「はい」が1つもなければ、「考えること」は「反すう」である可能性があり、このパターンを阻止する代替技法を勧める。

反すうへの介入

行動活性化の原則9「話をするだけでなく行動する！」は、あらゆるセラピストの行動の指針となる。核心から外れた会話を少なくし、課題のアセスメントを進め、問題のトラブルシューティングを行い、新しい目標を設定し、新しい活性化計画を構築しながら、活性化にセッションの焦点を維持し続けることが重要である。もちろん、ある程度の普通の会話は、クライエントがセラピストに親しみを感じ、より慎重に扱うべき話題に進めていくためには重要である。しかし、セラピストが過剰に受け身的な会話をすれば、治療が脱線する危険性がある。反すうの強いクライエントに働きかける際は、特に当てはまる。セラピストが行動に移さず、クライエントの話す反すうの内容に没頭してしまうと、反すう行動を持続させるリスクが生じる。うつ病のクライエントは自分の苦悩を話したがるが、問題をただ話すことは、クライエントが密かに行っていた受動的な反すうを公然と行う手段となりうる。このような対話では、解決には至らない。

活性化の文脈の中で、抑うつ的反すうをターゲットにするために用いる5つの戦略がある。(1) 反すうの結果の強調、(2) 問題解決、(3) 感覚体験への注目（attention）、(4) 目の前の課題への再注意（refocusing）、(5) 反すう思考からの気そらし（distraction）、である。これらの介入法の1つを選ぶ際は、当該クライエントに関する知識や、反すうの機能分析に重点を置く。それぞれの戦略を詳しく説

明していく。

反すうの結果の強調

　行動活性化の概念化は、反すうの結果を強調する有効な手段である。セラピストはクライエントに、反すうは二次的問題行動であり、抑うつ症状を悪化させ、環境内の問題を増加させる危険性があると明示する。例えば、クライエントがある人をお茶に誘ったが断られた際に、別の都合のよい時間を申し出るとか、代わりに他の人を誘おうとはせずに、その人のことを反すうすれば、そのクライエントの気分は悪化し、社会から孤立していくだろう。これはチャーリーのケースに当てはまった。彼とセラピストは、反すうの結果について話し合った。

セラピスト	先週の木曜日、メリッサさんに一緒にコーヒーを飲まないかと誘ったとき、何が起きましたか？
チャーリー	断られました。行くと思ったのに、信じられなかった。1週間ずっとそのことで落ち込みました。
セラピスト	1週間ずっと落ち込んでいたことについて教えてください。
チャーリー	そうですね、そのことが頭から離れませんでした。コーヒーだけだったのに。デートに誘うとか結婚を申し込んだわけではないのに。あなたと治療で話すような親しいやりとりをしたかっただけでした。
セラピスト	何度も何度も心の中で考えていたのですか？
チャーリー	はい、1週間ずっと。
セラピスト	何度も考え、反すうした結果、どうなりましたか？
チャーリー	明らかに気分が悪くなりました。
セラピスト	私も同じことを考えていましたよ、チャーリーさん。反すうによって、あなたが計画していたことは何もできなかったのですか？
チャーリー	そうです。彼女の都合が悪い場合は「B計画」があるということを、話し合いましたよね。でも、そこまでこぎ着けませんでした。
セラピスト	反すうをしていたからですか？
チャーリー	彼女が私と一緒にコーヒーを飲めないと言ったので、私は傷ついて

しまい、また今度とは言えませんでした。でも、そのことを考え続けていると、彼女の机の前を通るときに「やあ」と言うことさえできず、週末に何かをしようと誰も誘えませんでした。家にいるだけで惨めな気分になり、どうして友達、特に女友達ができないのかを考えていました。

セラピスト　今週はかなりつらそうですね。でも同時に、そこから学べることがたくさんあるような気がします。くよくよ考え込むことは、気分をかなり落ち込ませることが明白なようです。

チャーリー　確かに。

セラピスト　興味深いですね。くよくよ考え込むと周りの人たちから離れ、孤立し、最後には気分が悪くなるようですね。

チャーリー　はい、その通りです。そのようなことはよくあります。

　ここで、セラピストは反すうのネガティブな結果を強調し、反すうが気分や生活の文脈と関係していることを、チャーリーが正確に同定できるように支援した。また、反すうしないことの結果を強調し、反すうと対照的な行動がよりよい問題解決、より信頼できる目標達成、そして気分の改善をもたらすことも強調した。

　反すうの結果を強調することは、反すうの代わりとなる行動をとるようクライエントを動機づける機能がある。反すうしているときに利用する戦略を、クライエントに教えてもくれる。前述したように、反すう行動をアセスメントするプロセスにクライエントを従事させることは重要である。反すうの結果を強調するために、「この考え方は、今、自分にとって有益か？」とクライエントに自問するよう求める。ほとんどの場合、クライエントは反すうの結果は不適応的だと認めるようになる。嫌悪的な結果への気づきによって、行動が具体化し、活性化が増加するクライエントもいる。ネガティブな反すうの結果は自覚するものの、エンドレスに続くメンタルループの中で身動きできないクライエントもいる。このようなクライエントには、特定のアクティブな反応をターゲットに加えることが重要になる。

問題解決

　第6章で問題解決の戦略について論じた。問題解決は、反すう思考と相反する。セラピストの役割は、反すう思考の中心にある問題をクライエントが明確にし、積極的な問題解決に向けたステップの輪郭を描くことである。セラピストとクライエントは協同しながら、クライエントが反すうしている問題を同定し、解決すべき問題を明確にする。そして、実行可能ないくつかの解決策を産出し、評価し、クライエントが変化への実験を試みる具体的なステップを描いていく。これまで述べてきたように、セラピストとクライエントは、困難な対人関係の問題から実際的な雇用の問題まで、広範囲の問題解決に取り組んでいく。文脈的な問題を解決することは、反すうのきっかけを取り除くことによって、反すうに上手に反応するようになることである。

　時には、慎重な問題のアセスメントの結果、解決策は容易には得られず、次善の策として困難な文脈に耐える練習をせざるを得ないかもしれない。例えば、もうすぐわかるはずだが、自分ではどうにもできない医学検査の結果について反すうしていたとしたら、この厄介な反すう思考を減らすために、セラピストは、心を落ち着かせるか、気をそらす活動による解決策を産出するかもしれない。すべての方法の中で、問題解決は主要な介入手段の1つである。クライエントが反すう思考を示す時は、まず問題を同定し、どのような解決策があるかを探すことが有益である。

感覚体験への注目

　現代の心理療法モデルの多くは、マインドフルネス（mindfulness）の臨床応用に目を向け始めている（例：Hayes et al., 1999；Linehan, 1993；Segal et al., 2001）。マインドフルネスとは「意図的に、今この瞬間に、価値判断することなく、注意を向けること」と一般的に定義されている（Kabat-Zinn, 1994, p.4）。反すうは、今この瞬間から人を引き離すが、マインドフルネスの目的は、今この瞬間に関与し続けることである。マインドフルネスは、うつ病の再発防止のために利用され、その文脈の中で、さまざまな瞑想法によって指導されている（Segal et al., 2001）。

　行動活性化で私たちは、瞑想法は指導しない。しかし、今この瞬間を直接体験する練習は、反すうをターゲットにする上で中心的なものとなる。私たちはこの

練習を「体験への注目（attention to experience）」と呼んでいる（Martell et al., 2001）。頭の中で何が起きているかに自動的に焦点を当て続けるのではなく、身体の中で体験していることと同じように、外に注意を向けるようにクライエントに求める。つまり、その瞬間の、景色、音、匂い、その他の感覚に気づくよう求める。体験への注目は、その瞬間の文脈の要素に意識を戻すことを含んでいる。注目するターゲットは、自分の感覚体験や、文脈の中で何をしているかということを含んでいる。

　行動活性化で治療した非常に反すうの強いクライエントの中には、正式なマインドフルネス戦略を統合したほうが、治療効果が高くなる可能性がある。したがって、セラピストはうつ病に対するマインドフルネスベースのアプローチに精通することが勧められる（Segal et al., 2001；Williams et al., 2007）。マインドフルネス、瞑想法、あるいはヨガに関する書物の情報をクライエントに提供してもよい。過去や将来について反すうせずに、現在に再び向き合う助けとなる。

　以前紹介したケンは、家族との夕食中に反すうする代わりに、家の周りの景色、音、匂いに注目する練習を行った。セラピストは、ケンがその瞬間のさまざまな体験に気づくように支援した。部屋は静かでしたか？　車の音、鳥のさえずり、あるいは風や雨の音のような、家の外の音は聞こえましたか？　テーブルの上の食べ物はどんな匂いでしたか？　食べ物を一口噛むごとの味はどうでしたか？　彼は、練習によって夕食時に注目する力を身につけた後に、近所の庭や花の色などに注目しながら散歩するという、夕方の課題を加えた。こうした課題は、1人でテレビを見ずに、家族と触れ合ったり、運動をしたりするのに役立った。しっかりと体験に注目できるように指示する鍵は、メンタルループに繰り返しとらわれたときは、活動する「ふりをする」という代替行動を提案することである。

　体験への注目や問題解決課題はとても効果的であるが、すべての活性化計画と同様、実行するのは難しい。体験への注目を練習するホームワーク課題をクライエントに課す際は、効果的な行動計画の要素に留意しておくことが重要である。私たちは、小さなことから始めることについて論じてきた。この原則は、体験への注目の練習をケンに導入する際の、セラピストの考えの中心にあった。

セラピスト　あなたがメンタルループに陥ったときの気持ちについて、たくさん

	話してきましたね。そうですよね？
ケン	はい。とても不快です。どうしようもないし、ただ惨めな気になります。
セラピスト	わかります。来週何か別のことを試してみる気はありますか？
ケン	あります。でも、とても役に立つとは思えません。
セラピスト	それもわかりますが、疑わしいときは好意的に解釈してみませんか。
ケン	わかりました。
セラピスト	「体験への注目」と呼ばれている、簡単な課題を練習してみてはどうでしょうか。これは、あなたの脳が巻き込まれている悲惨なメンタルループの代わりとなる行動を、心に取り入れることです。いつもの「考えが堂々巡りをするループに陥る」代わりに、あなたの脳に、今この瞬間に注意を向ける訓練ができれば、自分の目の前のことを楽しみ、仕事のようなしなければならないことに集中できるようになります。試してみる気はありますか？
ケン	どういう意味かよくわかりません。
セラピスト	いい質問です。例を挙げましょう。これから練習することは、この部屋のさまざまな色に注目することです。カーペットや、絵画の色や、質感に気を配ってください。1〜2分間、一緒に練習しましょう。
ケン	少しの間、色を見ればいいのですか？
セラピスト	はい、ちょっと奇妙に思えるかもしれませんね。他の新しい活動に取り組むときと同じように、コツをつかむのにしばらく時間がかかるかもしれません。あなたの心は、おそらくいつものパターンに引き戻されるでしょう。でも、それで大丈夫です。すべてが学びの過程です。心が引き戻されたら、再び自分の周りの色に注目してください。大変だという考えが浮かんでも、大丈夫ですよ。始めたばかりです。考えが浮かんだら、部屋の中のさまざまな色に気づくよう注目し直しましょう。
ケン	わかりました、やってみます。

（練習が60秒間行われた）

セラピスト　何に気づきましたか？

ケン　　　　そうですね、カーペットに今まで見たことのない小さな緑のシミがあることに気づきました。壁にかかっている絵がとても好きだということに気づきました。誰が描いたのか考え始めました。もっとも、これは練習するように言われたことなのかわかりませんが。

セラピスト　そうですね。これまで言ってきたように、さまざまなやり方で自分の周りに注目することからすぐに注意がそれてしまうでしょう。あなたの脳は練習を始めたらすぐに、考える習慣、おそらく強力なメンタルルーピングの習慣に、あなたを引き戻すでしょう。やるべきことは、あなたの脳が古い慣れた習慣に戻ったということに気づくだけで、大丈夫です。そのことに気づいたら、身近な環境に何があるのか再び注目しましょう。

ケン　　　　しまった、もっと注目し直さないといけないですね！

セラピスト　その通りです、できますよ！　意外なことですが、ぼんやりしている状況に気づくことで、注目し直す練習がたくさんできるし、実はとてもいいことですよ。続けて練習すれば、あなたの脳が習慣的にぼんやりすることなく、自分の望むように注目するスキルがもっと身につきます。

ケン　　　　なるほど。わかりました。

セラピスト　次週まで何回練習したいですか？

ケン　　　　数分間するだけなら、たぶん3回くらいでしょうか？

セラピスト　わかりました。それはいいですね。これから1週間、いつ行いますか？　あなたの活動スケジュールに沿って活動を始められるように準備しましょう。

　セラピストは、小さなことから始めれば変化は容易になるという原則に留意していた。課題はほんの数分間だけであり、午後ずっと体験するようケンに要求してはいない。彼は仕事中に特に悲しくなり、職場で注目させるのは困難なので、課題は始めやすい場所である家で行われた。さらに彼の疑問を率直に取り扱い、

この戦略が彼にとってどのように役立つかということも説明された。クライエントによっては、体験に注目するよう要求することは、これまでの生活で取り組んできたこととはまったく異なるかもしれない。確かに奇妙に見えるかもしれない。セラピストはケンが注意散漫になって反すうを始める可能性も予想し、解決策を提案し、練習によって改善するということを説明した。また、記憶を補助するために、気づいたことを記録するようケンに要求し、治療で話し合うために書き記したものを持参するように伝えた。最後まで課題を遂行する可能性を高めるために、活動スケジュール表に予定を入れるようにも求めた。

目の前の課題への再注意

この戦略は、特定の課題から注意がそれたことを、クライエントに気づかせるようにさせるが、体験への注目と非常に類似している。体験への注目との違いは、その瞬間その瞬間の、感覚体験に焦点を合わせる必要はなく、課題の特定の手順に焦点を合わせるという点である。クライエントが目の前の課題以外のことを反すうしていることに気づいたら、課題の要素にそっと再注意させる。これは、より複雑な課題、あるいは連続した手順のある課題を行うときにやりやすい。

例えば、エリザベスは住宅ローン仲介人として勤めていた。私生活では完全に孤立していたが、彼女にとって仕事は癒しの場であった。しかし、うつ病が悪化すると仕事に影響し始めた。仕事の生産性は低下し、自分の生活や仕事で「本当に大事なこと」を失うことが心配だとセラピストに訴えた。彼女は集中することが難しいと真っ先に語った。気分がとても悪く、朝起きて時間通りに働くことが難しかった。職場に行っても仕事を楽しむことができず、いかに落ち込んでいるかということを考えた。以前のような成績優良者にはなれず、会社での地位が危険にさらされると心配した。

彼女とセラピストは、これらの反すう傾向をターゲットにすることがうつ病を克服する鍵である確信した。小さなことから始めるために、エリザベスは10分間、目の前の課題に思考を戻す再注意の練習を、就業日に4回行うようにスケジュール化した。仕事の財務記録を振り返るときは、自分の内的状態ではなく、自分が仕上げた具体的な計算書に焦点を向け直した。彼女は反すう思考によって繰り返し心がかき乱されることに気づいたが、課題に集中している間は「ほんの少

しだけましかもしれない」と、気分が少し違うことを報告した。毎日10分間、4回行う計画で、さまざまな課題を練習することになった。電話中は顧客からの言葉に注意深く耳を傾け、話の本質を明確にするよう努めた。もし会話中に一瞬でも注意がそれた場合は、顧客にわかりやすく説明してもらうように頼んだが、自分がいかに惨めかということに心を奪われることはなかったようだと報告した。

　反すう行動に対抗する際に、目の前の課題に再注意をするようクライエントを導く上では、活動自体を考慮しておくことが重要である。クライエントによっては、高い報酬価を持つ活動に取り組む練習が簡単だとわかるようだ。例えば、ローラーブレードをしたり、雪山をスキーで滑ったりしているときは、反すうすることは難しい。友人の子どものためにクッキー作りのパーティーを開くことも、自然に行える活動かもしれない。子どもの動きを追う、台所で吹きこぼしに気をつける、あるいは子どもと体をつかうゲームをして遊ぶなど、注意を集中しなければならない課題のときは、その瞬間に完全に没頭することが簡単である。

　アディスとマーテル（Addis & Martell, 2004）は、反すうではなく目の前の活動に従事することを忘れないためのツールとして、頭字語RCAの使用をクライエントに提案している。RCAとは、「rumination cues action（反すうを合図として行動する）」を表している。これによって、クライエントは自分が反すうしているとわかったら、「RCA」を思い出し、ネガティブな思考に固執し続けないよう他の活動を試みることができる。

反すう思考からの気そらし

　目の前の感覚体験への注目や、課題への再注意は、内的な反すうプロセスから思考プロセスを引き離して自由にするのに役立つ。気そらしも、反すうをターゲットにする上で有効である。これまで述べてきた戦略との違いは、感覚体験への注目では、自分の特定の身体的側面に焦点を当てるようにするが、気そらしでは、反すうプロセスから引き離すために何か新しいことを環境に持ち込む。例えば、もし車を運転中に反すうしていたとすれば、体験への注目では、背もたれのクッションの感触、ハンドルに乗せた手、アクセルやブレーキペダルを踏んだ右足の圧力、車の揺れ、エンジンの音、あるいは周囲の色などに気づかせる。一方、反すう思考から気をそらすためには、目の前の課題と関係のない何か新しいことを

表7.1　反すう思考への介入

クライエントが多くの時間を反すうに費やしていたり、活動せずに考え込んだり、反すうをしているときは、下記の介入が利用できる。

- 反すうの結果の強調
  次のように自問する。反すうはどのように自分の気分に影響しているのか？　反すうは役に立つのか？　反すうは多少なりとも問題解決に役に立つのか？　反すうは短期的あるいは長期的な利益があるのか（例：悲しみのような嫌悪的経験を減少させる）、あるいは損失があるのか？
- 問題解決
  解決すべき具体的な問題を明確にする。可能な解決策を産出し評価する。変化を試みるのに役立つステップを同定する。そのステップを行動に移す。結果を振り返りトラブルシューティングを行う。
- 感覚体験への注目
  今この瞬間に、見る、聞く、嗅ぐ、触る、あるいは味わう感覚体験に、繰り返し注目する。
- 目の前の課題への再注意
  課題を遂行するのに必要な具体的なステップを同定する。徐々に注意を戻していく。
- 反すう思考からの気そらし
  反すう思考から気をそらすことを繰り返す。からだを使って（例：ペットと遊ぶ、運動する）、あるいは心の中で活動的なことをする（例：歌を歌う、アルファベットのAの文字から始まる物をリストアップする）。

出典：*Behavioral Activation for Depression: A Clinician's Guide* by Christopher R. Martell, Sona Dimidjian, and Ruth Herman-Dunn. Copyright 2010 by The Guilford Press.
個人的な使用のためにこの表を複写する許可を本書の購入者に与える。購入者は、The Guilford Pressのウェブサイトの本書のページからこの表のより大きい版をダウンロードすることができる。

加える。例えば、ラジオをつける、あるいは歌詞を思い出すのに努力が必要な歌を歌う。こうした活動は、反すうから心を切り替えるために、単にその瞬間に関与するのではなく、その状況に何かを加えている。アリシアは、夜、眠ろうとするときに、頻繁に反すうする傾向があった。彼女は、夜中に体験に注目することや、時折聞こえる車の騒音を聞くことなどが気分を不安定にすることがわかった。彼女とセラピストは、代替行動として、気をそらすことについて話し合った。彼女がベッドで反すうしているときは、アルファベットに焦点を移し、Aの文字からできるだけたくさん動物の名前を考えるようにした。彼女はそれ以降、眠りに落ちるまでにGの文字を過ぎることはめったにないと、喜んで報告した。眠りにつく直前に「giraffe（キリン）」について考えることは、悪いイメージではないですねと冗談を言った。気そらしは、クライエントによっては反すうに対する効果的な解毒剤かもしれない。表7.1に、反すうに苦しむクライエントを支援する際に利用できる介入リストを紹介した。

要　約

　うつ病のクライエントにとって、反すうは厄介で困難な体験となる。自分の心が自分の最大の敵であると考え始める。抑うつ的反すうは活動への取り組みを妨害するために、活性化に向けた努力は弱まっていく。行動活性化のセラピストは、反すう思考の内容ではなくプロセスをターゲットにする。反すうは回避としても機能し、クライエントを困難な状況に直面させないようにする。セラピストはクライエントが反すうをやめて、生活における重要な活動を再び行えるように、いくつかの介入技法を身につける支援をする。反すうの結果の強調は、クライエントが反すうをやめる動機づけ戦略となる。問題解決、感覚体験への注目、目の前の課題への再注意、反すう思考からの気そらしは、クライエントが積極的に練習すべき抑うつ的反すうの代替行動である。

第8章 トラブルシューティング

> 偉大な業績は力ではなく、忍耐によって成し遂げられる。
> サミュエル・ジョンソン（1709～1784）

　アリシアはディナーパーティーに行く意欲を失っていた。しかし、セラピストと反すうをターゲットに話し合った後、新しい戦略を実行に移すことに興味を持ち、教会の礼拝と礼拝後の茶話会に出席することにした。次の予約セッションでセラピストはこの課題について聞きたかったが、アリシアは欠席した。セラピストは驚き、セッション開始予定の20分後に彼女に電話をし、予約のことと彼女の様子を尋ねるメッセージを留守番電話に残した。アリシアが電話をしてきたのは2日後のことだった。彼女は電話口で、月曜日に仕事に行った後、気分がとても落ち込んでしまったために、数日間ベッドで横になっていたとセラピストに説明した。セラピストは「課題が難しくてすみませんでした。今日、電話をしていただいてありがとうございます。気分が落ち込んでいるときに電話をするのは大変でしたね。こちらに来ることのできる日を決めて、何が起きたのか、そしてどのようにして再び軌道に戻せばよいかを、一緒に考えませんか？」と伝えた。

　翌日、アリシアはセッションに訪れた。2人はアリシアのうつが悪化した要因を同定するために、この1週間を振り返った。彼女の気分は日曜日の午後までとてもよかったが、それから気分が落ち込み始め、月曜日の夜までには治療開始以来最も落ち込んでしまったことが、振り返りでわかった。

　セラピストは、気分が落ち込み始めた日曜日に何が起きたのかを尋ねた。アリシアは「よくわかりません。その日いったい何をしていたのかよく思い出せませ

ん」と答えた。

「たしかその日の朝は、教会へ行くと話していたと思いますが、教会へは行きましたか？」とセラピストは尋ねた。

「ええ。確かに行きました。教会へ行って、礼拝にも参加しました。でも教会の出口で牧師にあいさつをした後、茶話会に参加することがどうしてもできませんでした。参加すると話したと思うのですが」。

セラピストはアリシアの課題に関する体験に関心を持ち、「礼拝中に反すうし過ぎることを心配していましたが、礼拝はいかがでしたか？　それから、茶話会に行かないと決めたときに何が起きたのかについても、教えていただけませんか？」と尋ねた。

アリシアは礼拝を思い返した。礼拝中、それほど反すうをしたとは思わなかったが、自分の体験について具体的に考え、説明した。「そうですね、礼拝中にそれほど反すうをしたとは思いませんが、正確な表現ではありません。何度か反すうしそうになったとき、前回のセッションで話し合った技法がとても役に立ちました。私は憂うつな気分になっていることに気づき、もう一度スピリチュアルなものを感じられるようになれたら、どれだけいいかと考えていました。でも、指摘していただいたように、私の周りには注目できるものがたくさんありました。私は神聖な場所としてあの教会が大好きです。教会の前面には美しいステンドグラスがあるので、その色に注目しました。お説教もすばらしいものでした。その日に聞いてためになる話でした。ですから、私はステンドグラスや、聖歌隊や、お説教に注意を戻すことができました」。

セラピストはアリシアの報告をうれしく思った。「すばらしいですね、アリシアさん！　話し合ったことを実行し、役立ったのはすばらしい！」。セラピストは残りの活性化課題についても聞きたかったので、茶話会について尋ねた。アリシアは「ええ、本当に行こうと思っていました。牧師さんにあいさつをするまでは。知り合いも何人かいて、彼らは私に会えてうれしいと言ってくれました」と答えた。

このとき、セラピストは彼女の表情が硬くなったことに気づいた。「そのとき何が起きたのですか？」とセラピストは尋ねた。アリシアは「わかりません。突然、どうしたらよいのかわからなくなりました。仕事や住んでいる場所——私の

生活で嫌な事柄すべて——について、話すことに耐えられなかっただけです。まるで私の足が『まっすぐ歩け』と言っているようで、外が晴れているのが見えたので、外に出ました」と答えた。

「とても大切な情報です。月曜日以降に事態が悪化していったとおっしゃったのですが、その後に何が起きたのか知りたいですね」。

アリシアは月曜日の朝は家で在宅勤務をする予定であったが、会社に出勤することにしたとセラピストに話した。彼女は自分の決断に最初は満足し、適切な時間に家を出て仕事に向かうことで、すごいことを成し遂げた気になった。しかしその日は、先週の金曜日に取引先と約束していた仕事を忘れていたことがわかり、「下り坂」になった。留守番電話には顧客からの伝言が残されていた。顧客は非常に怒っており、上司にもクレームをつけていた。上司は丁寧ではあるが、単刀直入に「この仕事は必ず今日中に終わらせること。今日は長い一日になることを覚悟してください」と言った。アリシアは上司の言った通り、遅くまで残って仕事をしなければならなかったが、無事仕事を終えることができた。

翌朝、アリシアはひどい疲れを感じ、遅くまで寝ていた。今日は職場に行かないと決めて、いつもより2時間長く眠った。起床してすぐに、飼い犬を短い散歩に連れ出した。仕事関係のメールにも返事を出した。怒っていた顧客からは、お礼のメールが届いていた。メールには「あなたが遅れたせいで、新しい製品の立ち上げが1週間遅れてしまいましたが、今回の件は最終的にはうまくいきました」と付け加えてあった。今回の遅れに対する謝罪メールを再度送り、上司にもメールをコピーして送信した。メールを送って数分後に上司から「これ以上、顧客とやりとりしないように」と返信が届いた。そのとき、アリシアはベッドに戻り、泣きたくなり、そして自分の失敗を反すうした。治療の予約時間は寝ていたが、セラピストの伝言メッセージを聞いてさらに気分が悪くなった。セラピストに電話をするまで2日かかったのは、仕事の失敗と予約を休んだことを恥じていたからであった。

アリシアがセッションでこれらの事柄について詳しく話したとき、セラピストは「アリシアさん、今日ここに来てくれて本当にうれしいです。今週は大変な1週間でしたね！　電話をして、今日来ていただけるなんて、ものすごいことです。大変だったでしょうね」と述べた。アリシアはセラピストが苛立っていないこと

に驚いた。セラピストは温かく微笑み、「できれば教会と職場で起きたことをアジェンダに加えて、もう少し話をしませんか？」と付け加えた。アリシアは足元を見て「そうおっしゃると思っていました。そうすべきですね」と同意した。

導　入

　常に活性化の過程でトラブルは起きるものである。本章では、これらの事態をうまく切り抜けるためのトラブルシューティングを検討する。原則10で述べたように、「活性化に向けて予想される障害と、実際の障害のトラブルシューティングを行う」。トラブルシューティングは、抑うつ的なクライエントと活性化計画を作成して実行する際に起こりがちな問題に対処するために、必要不可欠である。ここでは「トラブルシューティング」は、具体的には第6章で論じた2つのタイプの「問題解決」戦略と同じ意味で用いられる。まず、解決策や活動計画が提案され、その計画を遂行する可能性が最大限になるようにアセスメントをやり直す際に必要になる。次に、計画通りにいかなかった活性化課題を妨害したのは何であったかを、クライエントから聞き出す努力をする際に必要になる。

　トラブルシューティングの核心は、行動アセスメントを行うことと、クライエントが次の課題に取り組めるような解決策を同定することである。これらの作業が本章の中心となる。同時に、トラブルシューティング時のセラピストのスタイルやスタンスも重要である。最初に、トラブルシューティングを効果的に促進させるために、問題にセラピストがアプローチする方法から取りかかろう。

活性化への挑戦

　セラピストはクライエントにホームワーク課題を出す際に、次のような理想的な状況を心に描くかもしれない。クライエントが次回セッションに現れ、次のように話す。「ホームワークはすべて行いました。介入と課題のすべてが役に立ちました！　課題もできたし、気分もよくなって、やり続ける意欲が前よりも強くなりました。もっとできます！」。

　これはうつ病のクライエント、とりわけ治療の初期段階にあるクライエント

の、典型的な言葉ではない。行動変容を試みようとする際に、クライエントが直面するのは、挫折や落胆であるというのが現実に近い。クライエントはホームワークをこなすことができなかったとき、あるいは約束に反する行動をしてしまったとき（例：仕事を休む）、特にそれが繰り返されたとき、罪悪感（あるいは羞恥心）を抱きやすい。変化を起こしたくても、気分に依存した行動に負けてしまうことがよくある。その結果、課題は達成されず、課題に失望し、羞恥心が生まれ、セッションを休むこともある。

　このようなとき、気分に依存した行動はセラピストさえも参らせてしまう。うつ病のクライエントが課題を遂行しないとき、とりわけ課題の遂行は役に立つとセラピストが確信しているときは、セラピストは挫折感、失望感を感じやすい。クライエントの病理、例えば「DSM診断のII軸の問題」や、クライエントの「援助拒否」——別名「はい、でも（Yes, but）…」と言うクライエントとして知られている——を理由に、治療の進展がないことをクライエントのせいにすることは簡単なことである。たしかに、II軸のパーソナリティ障害の診断基準に合致するクライエントがいるのも事実であり、治療計画を立てる上で、正確な診断と複数の診断名がつくことの意味は重要である。同時に、セラピストが精神的に打ちのめされて不満を抱き、クライエントを非行動的、記述的に判断してしまうことも——このクライエントは人を操作するとか、うつ病のままでいたがっているなど——簡単なことである。残念なことにそのような判断は、もしクライエントに対するセラピストの悲観論がノーチェックである場合は、問題が解決しないだけでなく、セラピストが燃え尽きてしまう。

セラピストのスタイルとスタンス

　活性化への挑戦に際しては、第3章で論じたスタイル戦略と構造化戦略がとても役に立つ。構造化という観点からは、行動活性化の概念化にクライエントを積極的に参加させることが、活性化課題をクライエントに理解させる助けになる。セッションの構造化を維持することも、セラピストとクライエントの両者を活性化に集中させ、トラブルの解決を適切に行う助けになる。クライエントがセラピストのさまざまな介入の根拠と選択を理解することは、トラブルシューティング

に文脈をもたらす助けになる。セラピストがクライエントを認証するスタンス——活性化によって問題を解決しようとするクライエントを支援する際は、非審判的で、温かく、誠実である——も、トラブルシューティングのプロセスを協同的にする。最後に、問題のトラブルシューティング中は、適応行動を、たとえ微妙で一見したところ重要には見えないときでも、強化し続けることも重要である。これらすべての場合において、セラピストは原則8（問題を解決する実証的なアプローチを重視し、すべての結果は役に立つと認識する）に従うことを目指す。すなわち、治療過程で起きるすべてを、介入法を学び、磨きをかける機会にする。

　クライエントがホームワーク課題の遂行に困難を感じているとき、同じ間違いを繰り返しているとき、あるいは、問題のある行動をしているときは、非審判的な態度が不可欠である。この原則を例証する非審判的な反応には、次のような発言がある。「うーん、この問題を私たちはまだ解決していないようです。何が邪魔をしているか詳しく調べて、何を学べるか考えてみましょう」。あるいは「わかりました。このようになった（あるいはならなかった）のは、それなりの理由があります。先週この課題を考えた際に何か見落としたに違いありません。もしくは、新しい問題が生じたのかもしれません。詳しく調べてどちらなのか考えましょう」。

　どちらの発言も、セラピストは課題を遂行できなかったクライエントを責めてはおらず、障害になったことを同定できると楽観的である。「ここから何を学ぶことができるか？」を直視することに重点が置かれている。セラピストのこのような反応によって、クライエントは少しリラックスし（言うまでもなく、クライエントは苦戦したことを非難されてはいない）、ホームワークや活性化の問題がどこで起きているかを調べるために、後述するような、生産的な行動アセスメントを行うことができる。

　クライエントと活動記録表を検討する際は、事実に即した口調で話すことが重要である。クライエントによっては、活動と気分を記録するように指示されると、自分の生活がのぞかれるようで不愉快になるかもしれないからである。クライエントが計画した活動を行っていなかったときや、非生産的な活動や問題のある活動に従事したときは、セラピストは失望や批判をしているようには聞こえないようなコメントをする必要がある。例えば「土曜日は計画を実行する時間がなかっ

たようですが、その日の午後はどうでしたか？」といったシンプルな反応をする。そうすることで、クライエントは事実を認めるだけでなく、「何がまずかったのか？」という質問に弁明せずに、その日のことを率直に話す余裕が生まれる。

　効果的な活性化を妨害している随伴性を同定することも重要である。セラピストは「詳細を知ることは役に立ちます」と述べたり、「あなたにとって生産的な時間ではなかったようですね。今週はよりよい時間を見つけて、課題をうまくできるようにしましょう」と述べたりしながら、学んだことを認証することができるだろう。セラピストをモデルにすることで、クライエントは、随伴性が行動をコントロールするということ、そして「怠けている」といった判断は役に立たず、効果的な問題解決を促進しないどころか妨げになるということを学ぶ。いったん重要な変数が見つかって認証されると、目標に向けた進歩が確かなものになるために、活性化計画に取り組んだり、計画を変更したりするための問題解決ができる。

　事実に即した口調で話すことは、活性化課題で生じる問題を分析する際にも重要である。例えば、クライエントが「何が起きたかわかりません。今週行うことについて話し合ったこととはまったく逆のことをしてしまいました」と言ったら、セラピストは事実に即した口調で、シンプルに、「そのことについて話してください」と率直な関心を示しながら答えればよい。

　活性化の過程で生じた問題に対応するためには、楽観的スタイルを取り入れることも大切である。第6章で論じたように、セラピストはそれぞれの問題を、クライエントが解決法を見つけたり、対処法を発見したりする助けになるものとして受け入れる。変化することは難しく、何度も繰り返すことが必要であるということを、行動科学者は知っている。行動の変化は直線的ではなく、時には3歩進んで2歩下がるようなことも起きる。後退に直面した際でも楽観的でいられるセラピストは、クライエントにとって非常に頼りになる。「すべての結果は役に立つ」という原則8と、行動の変化は解くことのできるパズルであるという見解に留意しておく。そうすれば、たとえ頻繁に障害に直面したとしても、クライエントとセラピストの双方は、目標に向かって行動を起こすために必要なものを持っていると確信できる。

　このような楽観主義は、粘り強さの感覚を引き出すこともできる。セラピスト

は「最初はうまくいかなくても、何度も何度もトライする」という観点に立つ。多くの場合、行動分析と解決策の産出は何度も行う必要がある。クライエントが課題を達成しなかったときは、最後まで遂行するようにさせないと、セラピストは不用意にクライエントの回避を強化したり、クライエントの絶望感に巻き込まれたりする結果になるかもしれない。また、課題のフォローアップをしないと、生じたかもしれない変化を強化する機会を失うことになるかもしれない。うつ病のクライエントと協同作業をする際は、わずかな進歩の兆候であっても強化する機会を探すことが重要である。さらに、もしセラピストがホームワークについて尋ねるのをやめたり、生じている障害について直接対処するのをやめたりすれば、クライエントはこの方法では変われないと結論を出してしまうだろう。特に、試してみる方法がいくつもある場合にはそうなるだろう。おそらく、これでは失敗を説明できるような、実際に起きたことに関する有益な行動の情報は得られない。行動に関する情報なしでは、どのような問題も解決することは不可能である。要するに、治療が道を外れるのは、変化が困難であるためではなく、何が妨害しているかという注意深い分析が不足して問題を見落としていたり、セラピストがクライエントの行動に失望してやる気を失っていたりするためである。

　また、一般的にクライエントは、そしてうつ病のクライエントは特に、何らかの失敗が起きたとき、自分自身に責任があると思うことが多い。すべての行動には合理的な意味があるという態度をとることが、効果的な問題解決へとつながる。セラピストは、学習や生物学領域における脆弱性や欠陥は成功を妨げる危険性があると強調しながら、こうした領域の影響に焦点を合わせていく。このスタンスは、効果的な問題解決を妨害する危険性のある、非難、恥、怒り、あるいは罪の行動を減少させる上で有益である。要するに、成功するために次にどのような変化が必要かというパズルを解くためには、まだまだやることがあるとクライエントに思わせ、セラピストはクライエントの個人的な弱点に重点を置かないスタンスをとる。

　セラピストはクライエントと協同して作業を行うが、セラピストが課題を適切に設定しなかった可能性、あるいは、潜在的な障害を検討しなかった可能性を考えておくことも有益である。解決を試みる前に、そうした可能性を十分に考慮したのか、クライエントへの指示は複雑すぎなかったのかを、じっくり検討する必

要がある。声に出しながらクライエントと検討することも、チームワークを促進させ、クライエントの自己非難に立ち向かうのに役立つ。次の週の課題の計画も、このように検討していく。セラピストとクライエントは、クライエントが計画した活動を妨害しそうな、その週に直面しそうなことを話し合う。外的な障害（例：庭仕事を計画していたが1週間ずっと雨だった）と、内的な障害（例：目を覚ましたが「気がのらなかった」）の両方について話し合うことが役立つ。クライエントがいくつかの代替案を持って帰れば、成功の可能性は高まる。

　セラピストはセッション間の活性化課題の一部として、課題達成の妨げになる危険性のある問題や課題について、クライエントに尋ねるとよいだろう。これらの問題をあらかじめ同定することは難しいかもしれないが、その後の活動記録表によって課題を妨害する問題を明らかにできる。例えば、アリシアは畑の腐葉土を買う計画を立てたものの、袋を運ぶことが困難だとしたら、おそらく、まず店で手伝いを頼み、畑にいる人に車のトランクから袋を取り出す手伝いを頼むという援助を得る方法を考える必要があるだろう。あらかじめ誰かに頼む計画が立てられれば、腐葉土を買うために店に行くことを延期する可能性は低くなるだろう。活性化計画の実行を最大限にすることは重要である。「それでは、月曜日にエドに電話をして、木曜日の夕食後に一緒に畑で作業をしてもらえるか尋ねるということで、よろしいですね」と簡単に言うことができる。より多くの話し合いを必要とするときもあるかもしれない。セラピストとクライエントは、活動の動機づけを高めるためにクライエントが後で利用できるような、活動の価値を思い出させるリマインダーを作成することもできる。実行を強固なものにする付加的な方法として、クライエントが活動を試みたとき、あるいは活動を終えたときに電話をするように依頼してもよいだろう。

失敗の発見

　ワトソンとサープ（Watson & Tharp, 2002）の、行動変容法によって自分自身の行動を変える方法に関する優れた著書の中で、彼らは行動変容を成功させるためには、上手なセルフモニタリング、行動計画、そして計画がうまくいかなかったときの計画の修正能力が必要であると強調している。この種の柔軟性は、行動活性

化でも必要である。

　何が活性化計画を狂わせるだろうかと予測し、何が狂わせたかを同定するには、継続的な行動アセスメントが必要である。第4章で論じたように、何がうつ病を持続させ、どのような行動が気分や生活状況を改善させるかという仮説の検証が必要である。もし治療がうまく機能していない場合は、問題の理解について詳細に調べ直す、スキルの形成に特に注意を払いながら、クライエントの学習履歴を評価し直す、望ましくない行動を強化しているか、もしくは望ましい行動を弱化している結果について理解し直す必要がある。これらすべてが問題解決プロセスの一部となる。

　ワトソンとサープは、トラブルシューティングを計画の「微調整」と呼んでいる。「微調整」とは、いったん基本的な行動計画がまとまっても、小さな変更が必要になるかもしれないということを示している。そして、そのような小さな変更であっても微調整は重要になる。一般に行動アセスメントでは、最初の試みの後に解決策をそっくりそのまま捨て去るのではなく、修正と持続が重要であると提言している。このアプローチは、成功したか失敗したかを決める前に、クライエントが徐々に少しずつ変化し、日課の中に取り入れていくように教えることと同じである。行動アセスメントを通して、クライエントとセラピストは、解決策の実行中に遭遇する障害や、うまく行かなかった解決策の諸相を同定することができる。

　障害が同定されたら、それを克服するための戦略として、最初の計画は「微調整される」。このプロセスは、治療介入全体を通してアセスメントが続いていることを例証している。すべての活性化課題は、小さな実験として扱われる。クライエントは新しい計画を試み、次のセッションで報告し、計画をさらに微調整するために、セラピストとうまくいった側面といかなかった側面について話し合う。

　行動アセスメントは、時間、場所、関係する人、行動を増加あるいは減少させるクライエントの活動の結果といった、活動に影響を与える文脈要因を常に考慮に入れている。課題を達成するために、さまざまな障害が同定されるが、共通した問題がいくつかある。(1) クライエントはこれから始める課題を十分に理解していない。(2) クライエントは課題を達成するための必要なスキルが不足し

ている。(3) セラピストはクライエントの扱いやすい課題だと最初は考えていたが、実際は十分に段階化されていなかったことに気づく。(4) クライエントが不適切にあるいは部分的にしか活動をモニターしていなかったために、障害をトラブルシューティングするための気分や情動に関する情報が不足している。(5) 実行課題をクライエントが思い出す手がかりが環境にない。(6) 最後まで遂行する可能性を増加させるのではなく、減少させる随伴性がある。(7) 環境の手がかりが、クライエントが簡単に自覚できない気分や行動を誘発する古典的に条件づけられた刺激である。これらの共通した問題と、その解決策を取り上げていく。ここで紹介している解決策は包括的ではないが、活性化で生じるさまざまな障害にクライエントがうまく対応できるように援助する際に、セラピストの指針となり得るだろう。

共通した問題

　すべてのクライエントのうつ病体験は、人それぞれで異なるが、クライエントとセラピストが活性化のプロセスを始める際に生じる共通した問題もある。クライエントが活性化課題に取り組む際に、最も望ましい計画であってもうまくいかなくなったら、繰り返し行動アセスメントを行うことで、特有のポイントが見えてくる。特定の問題は何度も繰り返し出現する傾向があり、これらの問題を前もって予測しておくことは有益である。セラピストにあらかじめ備えがあれば、課題を最初に与えるときであろうと、課題の遂行過程で問題が見つかったときであろうと、トラブルシューティングができる。これらの障害と効果的な対応法に焦点を当て紹介する。

課題の理解不足

　セッションを終える前に、クライエントが課題を理解したことを確認することは、当然のことのように思える。しかし、私たちの経験ではこの問題は頻繁に生じる。課題がうまくいかなかったときは、課題が十分に明確になっていたかを確かめることから始めるとよい。混乱を防ぐ1つの方法は、最初に課題を出した後に、その課題を要約するようクライエントに率直に頼むことである。これは2つ

の理由で重要である。すなわち、同じ言葉であっても人によってまったく異なる意味を持つことがある。そして、クライエントはわからないことがあっても恥ずかしくて質問できないことがある。したがって、課題はより具体的で明確であることが望ましい。「わかりました。あなたは今週少なくとも1回は、上司に自分の意見を主張するつもりですね」は、具体的でも明確でもない。「今週、上司にどのように自分の要求を主張できるか、その方法を一緒に考えましょう。あなたは、ソフトウェアの仕事でもっと詳細な指示が欲しいとおっしゃっていましたね。上司に今週そのことについて、詳しく話す時間をとってもらえるよう頼むことはできると思いますか？」のほうが、上司に対して「より主張的」であるという観点から、明らかに具体的である。もっと具体的にするには、最良の頼み方（例：Eメール、留守番電話メッセージ、または直接）や、いつ頼むかという時間を含めた話し合いもできる。課題が十分理解されたかを確かめるために、計画したことについてクライエント自身に要約してもらうことは、よいアイデアである。

スキル不足

　行動活性化はメッセージを伝えるスキル力にそれほど依存してはいないが、特定のスキル不足がうつ病を維持しているか、あるいは報酬のある生活の楽しみを妨げているかをアセスメントすることは重要である。これは見逃されやすいもう1つの問題である。しばしば、クライエントは自分のスキル不足に気づいていない。セラピストもスキル不足を見過ごすことがある。必要とされるスキルは、ほとんどの成人のレパートリーにあると思い込んでいるからである。スキル不足の例は、収支のバランスを保つ能力不足から、上司への自己主張の欠如まで幅広い。情動コントロール、習慣コントロール、問題解決そのものにまで、スキル不足が関与する。ホームワークを課す際は、どのようなホームワークであろうとも、クライエントが課題を実行する知識や経験を持っているかを把握しておくことが役に立つ。もしクライエントが課題を実行するものの達成できなかったときは、スキル不足が存在するか否かを確認するために、クライエントが実際に行ったこと（あるいは行おうとしたこと）をやって見せてもらうべきである。

　課題を何度も失敗した後に、クライエントのスキル不足が明らかになることも

ある。典型的な例では、クライエントは何度も計画の実行を約束し、一見すると計画を実行するスキルがあるように見えるものの、計画の十分な進展が見られずに失敗が繰り返される。基本的な自己管理スキルは、行動活性化では頻繁にそしてよく扱われるターゲットである。課題を細かく分解し、並び替え、課題達成に必要な時間を予測し、リストを作成し、結果を追跡することが、うつ病の行動活性化の優先事項である。課題の失敗が繰り返されているにもかかわらず、同じ課題をしつこく与え続けることは、物事は最初に予測していたよりも時間がかかるものだ、ということを考慮していないことの表れかもしれない。繰り返し同じ結果になるときは、与えられた時間枠の中で何が現実的に達成可能かを予測するスキルの不足を疑ってみる。予期せぬ事態で時間をスケジュール化する方法と、課題を達成するためにより多くの時間をかける方法を教えることが（物事は考えているよりも時間がかかるために）、この種の問題のトラブルを解決する方法である。

　うつ病のクライエントに働きかけるときは、対人関係スキルも主要なターゲットになる。例えば、集団の中でどのように自己紹介してよいかわからない、あるいは、いつ電話をかけたらよいかわからないクライエントがいる。自分が欲しいものを頼むといった、日常生活でうまく頼みごとをするのが苦手なクライエントも多い。そのようなクライエントとの治療セッションでは、環境内の特定の人との対人関係を効果的にする練習、とりわけ主張的になる練習に焦点を当てるとよい。クライエントによっては、社交不安も妨げになるので、スキル訓練によって対処する必要がある。

　情動調節スキル（skills in regulating emotion）に障害があり、過覚醒によって入力刺激の処理能力が妨害されているクライエントもいる。例えば、クライエントが親戚と口論してとても怒っているために、論理的に会話ができず、問題の解決を話し合うことができない場合がよい例である。このような場合は、呼吸法、リラクセーション、過覚醒を抑えるための刺激過剰な環境からのタイムアウトなど、情動調整スキルを指導するとよい。反対に、長い間情動から注意をそらしてきたために、特定の瞬間に自分がどのような情動を体験しているのかを同定することが困難で、正しい反応を行うように知らせる重要な情報を理解し損なうクライエントもいる。さまざまな情動の性質と、それらを同定する方法をクライエントに

教えることが役に立つ。これらの問題すべては、行動活性化の文脈ではスキル訓練によって取り組むべき、スキル不足として概念化される。

段階的課題割り当ての問題

クライエントが課題を達成するのに必要なスキルを確実にするためには、新しい行動を教え、複雑な活動の簡単な側面から開始させることが必要である。加えて、課題はクライエントの生活体験の文脈の中で現実的でなければならない。原則5は「小さなことから始めると変化は容易になる」と述べているが、課題が小さく分解されていなければ失敗するかもしれない。課題を達成可能なものに確実にする方法が2つある。セラピストが課題を正しく段階化すること（第5章ですでに論じた）、行動を変化させることは通常は難しく、進歩はゆっくりとしているということを忘れないでおくことである。さまざまな理由から、クライエントは課題を達成できると過大評価しがちであるが、小さなことから始める重要性をセラピストが強調している限り、クライエントの努力が実る可能性は高い。クライエントとセラピスト双方の努力が成功によって強化され、その結果、ポジティブな変化に向けた次のステップへと勇気づけられやすい。

最初からクライエントは、課題がとても難しいとか圧倒されるとは必ずしも思っていない。これが課題の失敗につきまとう問題である。課題が失敗であったかどうかという仮説は、その課題を段階化し、再び割り当て、そしてよりうまくいったかどうかを評価するという、実験をすることでしか「検証」できない。うつ病のクライエントの中には、最初の活性化の努力をもっとすべきであると望む人がいることに留意しておく。うつ病になる前の人生を美化し、実際に行っていた以上のことができていたと回想するクライエントもいる。彼らは、周りの人は自分よりもはるかにたくさんのことを達成しており、自分は人より劣っていると、偏った比較もしがちである。時としてこのような比較には、大きな課題を達成した人は、ストレス、心配事、あるいは他の生活上の障害のようなネガティブな結果もなく、簡単に達成しているという思い込みがある。セラピストはこうした考えの妥当性を疑うようなことはせずに、課題を適切に段階化することに焦点を当てる。そしてクライエントに「変化は少しずつ起きますよというときは、本当に少しずつという意味です。この課題の成功を最大限引き出してほしい。ですから、

本当に小さなところから始めましょう。もっと進めたければそれでもかまいませんが、最初のステップができれば、課題の成功につながることをわかってほしい」と伝える。課題の段階化に関する問題を示す手がかりは、クライエントの打ちのめされた感情、落胆、複数の間違い、繰り返される失敗である。迷ったときは、課題をより小さなステップに分けるに越したことはない。特に、クライエントがある程度の成功体験とともに、次回のセッションを訪れる可能性を高めたいのであればなおさらである。

活動モニタリングの不足や欠陥

　最初は、活動記録表に関する問題がいくつか生じるかもしれない。クライエントは、活動記録表をまったく記入してこないときもある。このような場合は、何が課題を妨害したかを具体的に理解し、問題を解決するために、行動分析を行うことが求められる。課題が完了しないという問題は、すぐに、そして速やかに取り組まねばならない。クライエントが活動記録表を完成させなかった要因のアセスメントが重要である。

　時としてクライエントは、「どのような気分なのかを詳細に調べたくはありません。そのようなことをすれば気分が悪くなるだけです。どうしてそのようなことをする必要があるのですか？」と言うこともある。この考え方は、彼らにとっては的を射ているかもしれないし、課題が達成されれば長期的な利益にはなるものの、短期的には嫌悪的なことからの回避にもなる。このジレンマに対して協同的にトラブルシューティングを行うことで、クライエントが圧倒されずにモニタリングを続ける助けとなる。これは、課題を段階化するか、課題をネガティブな感情ではなくて活動の記録に重点を置くように、とりあえず変更することで可能になる。モニタリング課題を効果的に段階化しながら、モニタリング期間を短く、あるいは少なくすることによっても可能になる。セルフモニタリングのプロセスに慣れ、脅威を感じなくなれば、クライエントはより徹底した活動と気分のアセスメントに積極的に取り組むようになるだろう。

　特定の活動記録表やセルフモニタリングの書式を使用する必要はない、ということを覚えておくことも必要である。クライエントが生活の中でより多くの正の強化子と接触している最中に、気分と関連した問題を検討し改善できるように、

文脈、活動、そして感情の関係を理解するツールの創造を目標にする。クライエントによっては、どのような種類のペーパーワークであっても、学校の宿題をしているように感じたり、怖くなったりすることがある。もし用紙に記入することを嫌がるようならば、セラピストとクライエントは行動のモニタリングや活動計画を立てる際は、データを記録する他の方法について話し合うべきである。小さな録音機に向かって話すことが好きなクライエントもいるだろう。特定の行動の頻度を計測するのであれば、ゴルフのスコアカウンターを使うのもよいだろう。すべてがうまくいく簡単な解決策はないが、効果的でセラピストとクライエント双方に受け入れられるモニタリング法を見つけるために、創造的に協同することが求められる。

気分や感情に関する情報不足

クライエントが、活動記録表を部分的にしか記入してこないこともよくある。気分の変化を少ししか記録しない、あるいは、まったく触れずに活動だけを記録することもよくある。このような場合クライエントは、「私はずっと抑うつ的でした。気分がよくなることはありません」と報告する。これはうつ病の治療ではよく見られる問題である。セラピストは、うつのときは微妙な気分の変化に気づきにくいと強調するとよい。セルフモニタリングはこれに対抗する優れた手段である。モニタリングのプロセスそのものが、クライエント自身の体験への意識を高めるからである。行動のモニタリングは、行動そのものにも影響を与える (Mace & Kratochwill, 1985)。セラピストは次のように伝えることができる。「気分が落ち込んでいるときは、すべてがどんよりしているように思えるので、気分の小さな変化に気づかないことがよくあります。でも気分を一日中詳細に調べれば、微妙な変化に対する観察をきめ細かくできるようになることが、経験的にわかっています。もしこれができたら、気分を改善させる行動を増やし、気分が悪くなる行動を減らすことで、微妙な変化から利益を得ることができます」。このような場合は、クライエントに治療に来るまでの数時間を思い出させ、活動とそれに伴う気分の変化を同定させながら、モニタリング課題をセッション中に練習することが有益である。

課題を思い出す手がかり不足

　セラピストはホームワークについて、どれくらいの頻度で尋ねるのだろうか？クライエントが課題を忘れたことを確かめるときだけ尋ねるのだろうか？　この問題は、その週に計画していた行動を行う手がかりがなかったために起きる。言い方を変えれば、課題ができなかったのは、クライエントが無気力だったからではなく、単に環境の中に課題の実行を思い出させる手がかりが何もなかったためである。この種の問題の例としては、活動記録表（あるいは他のセルフモニタリング課題）を完成できない、約束した予約時間通りに到着できない（あるいは来ない）などがある。

　セラピストはクライエントのネガティブな動機のせいにするよりも、何が課題の妨げとなったかを素直に尋ねるべきである。クライエントは初めのうちは、何が起きたのかわからないままに「わかりません。やらなかっただけです」と言うかもしれないし、「することになっている」ことだと考えて、原因や動機を何とか見つけ出さなければならないという気持ちに駆り立てられるかもしれない。

　いつ課題を行うべきだったのか、一連の出来事の連鎖に関する行動分析を行うほうが無難である。簡単な方法としては、特に最初の課題であったり、治療が初めてであったりする場合は、クライエントに先週のようなときにホームワーク課題のことを考えたのか、あるいは思い出したのかを尋ねるとよい。1週間を具体的に思い出すように頼むと、クライエントはセラピストのオフィスを出てからは、課題を行うという考えが浮かばなかったと気づくこともあるようだ。

　クライエントが何を考えているかによっては、クライエントが課題を思い出せるように、視覚的手がかり（例：扉、ベッド、机に何かを貼る、目立つ場所にポストイットを貼る）、あるいは聴覚的手がかり（例：自分に伝言メッセージを残す、アラームやタイマーをセットする）を準備することが役に立つことがある。誤解をなくし、忘れることを最小限にするために、クライエントまたはセラピストのどちらかがセッション中に課題を書き留めることが必要かもしれない。あるクライエントは、忙しいスケジュールとうつ病からくる軽度の集中困難から、課題をよく忘れる傾向があったが、治療中に自分の携帯電話に伝言メッセージを残し、特定の治療課題を思い出せるようにしていた。より重篤なうつ病のクライエントには、セッション中に話し合った計画を確実にできるように、セッションの

間にセラピストが電話で手短に確認することを、スケジュールに入れておくことが役に立つかもしれない。セラピストと会話をするという約束も、課題達成の可能性を高めるだろう。電話による確認は記憶力を高め、活動が達成される可能性を高めるという2つの目的で有益である。

不適切な随伴性マネジメント

行動の先行刺激と結果を正確に理解していないことが、十分に意図された行動計画の障害となることもよくある。行動が具体的でないこと、アセスメントが十分でないこと、あるいはその両方が問題となる。随伴性マネジメントとは、望ましい結果が最大限得られるように、目の前の環境を整えることにほかならない。

例えば、セラピストが活動記録表を見て、クライエントはウィンドウショッピング中に気分が上向くことがわかったとする。検証すべき仮説は、ウィンドウショッピングは増加させるべき行動であるということになる。なぜならば、ウィンドウショッピングはクライエントの気分を改善させ、今後継続すれば気分を改善させ続ける可能性があるからである。この可能性についてクライエントと話し合い、来週3回ウィンドウショッピングをすることにクライエントは同意した。しかし、次のセッションでクライエントは活動記録表を見せ、課題はちゃんとこなしたものの、ウィンドウショッピングに行くたびに気分が悪くなったと報告した。セラピストは、時間や家に帰るときの状況を含めた活動の文脈を、より注意深くアセスメントし直した。そして、クライエントが今週は（前回とは異なり）夕食を作る前にウィンドウショッピングに行き——これは典型的な家族の習慣であった——、夕食が遅れたということがわかった。クライエントが家に帰ったとき、ぐずる子どもたちによって疲労し、打ちのめされたということがわかった。行動の文脈と結果から学ぶことで、セラピストとクライエントは、家族の誰もがクライエントを消耗させたり悪化させたりすることのない、より適切な時間を決定する情報を得ることができた。これは課題をスケジュール化する有用性を示すよい例であるが、前もって問題のトラブルシューティングを行うことは、活動や行動の結果がクライエントに報酬となるように、確実に支援することでもある。このケースの課題のトラブルシューティングでは、「何かウィンドウショッピングの妨げになることはありますか？　計画した時間に出かけたとして、この活動

が難しいとか、簡単だと思うようなことはありますか？」と、素直に尋ねてみればよかったかもしれない。トラブルシューティングによって、その週に挑戦する新たな活動が産出され、健康や目標と合致しない活動を修正する機会が得られる。

　時として、セラピストが気づかない二次性疾病利得を含んだ随伴性の問題が生じる。未解決の法的訴訟や高度障害保険請求が、このカテゴリーに分類される。競合する目標（例：感情的にも精神的にも気分がよい vs. 和解に至る）という困難な問題について話し合うことは、葛藤の影響の軽減に役立つだろう。このようなジレンマを抱えているクライエントは、セラピストを故意に欺こうとしているわけではない。クライエント自身、特定の行動に影響を及ぼすすべての随伴性を正しく理解できないことがある。クライエントが他では問題となる（例えば、ずっとベッドで寝ているような）行動によって、パートナーから注目を得るといった人間関係は、クライエントが気づかない間に変化に逆らうよう随伴性が作用している例である。セラピストは随伴性を変化させる上で、これらの問題を話し合い、重要な人物の協力を求めるために、パートナーを治療セッションに招くとよい。

古典的に条件づけられた行動の問題

　うつ病のクライエントの多くは、生活の中で重要な喪失に苦しんでおり、時にそれらはトラウマとなっている。トラウマへの一般的な反応としては、現在の状況が最初のトラウマティックな出来事に関する苦痛の手がかり刺激となり、典型的には回避を示すようになる。さまざまな種類の手がかり刺激とさまざまな種類の反応が組み合わさり、行動レパートリーが制限され、回避的となる。

　例えば、飲酒衝動は、特定の人、場所、状況などの手がかり刺激と古典的に条件づけられやすい。行動の先行刺激と結果を綿密に分析することで、行動が特定の手がかり刺激に対する自動的な反応であるか否かを明らかにできるだろう。例えば、あるクライエントは地元のバーやレストランで特定の同僚と夕食をするたびに、長時間アルコールを乱用するようになった。飲酒の衝動に負けることは、飲酒後に起きる陶酔感や、飲酒仲間から受ける温かさや承認の増加による、正の強化によって維持されているかもしれない。飲酒による不安の軽減や、内的環境

表8.1　トラブルシューティング

行動活性化で生じた問題をトラブルシューティングする際、セラピストは以下のガイドラインを考慮すべきである。

- クライエントが活性化で問題を抱えているときは、非審判的なスタンスをとる。
- 活動に影響を与えたり、成功への障害となったりしている文脈的要因を検討する。
- 活性化で起こりうる諸問題をアセスメントする。
  - クライエントは課題を理解していない。
  - クライエントは変化への第一歩を踏み出すために、より扱いやすいように課題を段階化する必要があるかもしれない。
  - クライエントは新しい課題に取り組む前に、スキルトレーニング（例：自己主張訓練、時間管理訓練など）が必要かもしれない。
  - クライエントはモニタリング課題を遂行するために、特別な訓練（例：詳細な記録のとり方、特定の感情の同定や気分の強度の同定など）が必要かもしれない。
  - クライエントは課題を思い出す十分な手がかりがないのかもしれない。
  - クライエントは課題を行う妨げとなる、競合する随伴性があるかもしれない。
  - クライエントは課題を行う妨げとなる、条件づけられた反応があるかもしれない。（例：ある特定の地域に住んでいる人と悲しい別れを経験したクライエントは、同じ地域で行われる講座の申し込みをするという課題を遂行する際に、突然、感情的に圧倒された気分になるかもしれない。なぜなら、その地域自体が、悲しみや喪失体験の記憶を引き起こす条件刺激となっているからである。）
- その計画は微調整が必要ではないか？

出典：*Behavioral Activation for Depression: A Clinician's Guide* by Christopher R. Martell, Sona Dimidjian, and Ruth Herman-Dunn. Copyright 2010 by The Guilford Press.
個人的な使用のためにこの表を複写する許可を本書の購入者に与える。購入者は、The Guilford Pressのウェブサイトの本書のページからこの表のより大きい版をダウンロードすることができる。

（例：気分の状態）や外的環境（例：ネガティブな対人関係）にある嫌悪的なことを回避するという、負の強化も影響しているだろう。環境内のある種の刺激や手がかり刺激への反応として、問題行動が自動的に起きていることに気づいておく。そうすれば、そのような手がかり刺激は、脱感作のようなプロセスで修正可能なのか、それとも、より機能的な行動を促すために、手がかり刺激を避けたほうがよいかを判断する問題解決を行えるようになる。

要　約

　活性化における諸問題は、治療上当然予想されることであり、クライエントをもっと理解するチャンスだと考えることができる。表8.1に、治療中に生じる可能性のある問題に対してトラブルシューティングを行うためのアドバイスを示した。私たちの経験では、本章で紹介した問題はかなりよく目にするが、アセスメントができれば効果的にトラブルシューティングできる。しかし、アセスメントは注意深く行わなければ、これらの問題は簡単に見過ごされてしまい、結果として活性化計画はあっけなく失敗することになる。よく起きる共通した問題のアセスメントと対処法をあらかじめ知っておくことが、クライエントとともに解決していく上で有益である。

第9章　結び――再発予防と行動活性化の未来

> 過去は変えられない。それでも未来はあなたの力で変えられる。
> メアリー・ピックフォード（1892〜1979）

　18セッションの治療を終え、セラピストとアリシアは治療の終結について話し合った。治療の開始以来、セラピストはアリシアがいろいろな戦略を学び、気分を改善させ、将来、うつ病が再発しないように、生活を変化させる重要性を強調してきた。18回目のセッションに近づくにつれ、治療の焦点は彼女がどのように最良のケアを自分で長期間行っていくかということに移っていった。

　セラピストとアリシアは、治療開始以降のうつ病の重症度を振り返った。彼女の重症度は治療の経過とともに変動したが、BDI-IIの得点は、最後の3セッションは一貫してうつ病の範囲にはなかった。彼女の不安尺度得点は依然として少し上昇していたが、恐怖に直面することにはある程度自信を示していた。彼女は反すうの代替行動として学んだスキルを、頻繁に使用したことも述べた。全体的には、アリシアはうつの軽減を実感し、「憂うつな日々」に上手に対処でき、生活は大きく変化していると報告した。友人たちとの接触の増加に加えて、友人の1人とよりよい場所へ一緒に引っ越すことを検討していた。人との接触を維持するために、在宅勤務よりも職場で多くの時間を費やした。基本的な家事をこなし、毎日の散歩に犬を連れて行った。また、恐れていた上司との葛藤を回避するのではなく、上司を直接相手にする戦略を熟成させていった。最近のセッションでは、仕事のことが主要な問題となり、彼女は依然としてよりよい長期の仕事を求めていたので、セラピストと一緒に履歴書を新しく書き、新しい職場を積極的に探す

方法についてのブレインストーミングを始めていた。

　将来に関して、アリシアは慎重かつ楽観的な気持ちを報告した。もっとも、彼女は大うつ病エピソードが1回でもある人は、再発しやすいということを知っていたし、再びうつ病になるかもしれないと心配していた。治療の最終段階の準備として、再発と予防のテーマが主要な焦点となった。セラピストとアリシアは一緒に、アリシアが学んだ新しいスキルや、アリシアが達成した生活の変化を含め、治療で役に立ったことを丁寧に再検討し、脆弱性がありそうな領域と、効果的に対処できる方法を確認しながら、未来に目を向けた。

導　入

　行動活性化は少しずつ論理的なプロセスをたどっていく。初期セッションでは、セラピストは治療モデルを提示し、ケースの概念化を発展させ、精緻化することに焦点を当てる。主として活動と気分のモニタリング表を使った、クライエントのセルフモニタリングにも重点を置く。セラピストとクライエントはどの行動に抗うつ効果があるか仮説を立て、クライエントが自然な環境の中で正の強化子が得られるように焦点を当てる。このようにして、セラピストとクライエントは、しばしばうつを維持、悪化させる引きこもりや回避といった、二次的問題を直接ターゲットにする。最初のターゲットとして二次的問題に取り組むことで、クライエントがうつのサイクルを断ち切り、一次的問題をより簡単に扱えるようにする。クライエントによっては、二次的問題が唯一の治療ターゲットとなることもある。しかし、多くのクライエントは、新しい仕事が必要であるといった一次的問題も治療の中で取り扱われる。

　治療過程全体を通してセラピストは、問題に接近し、問題を解決し、生活を変化させる過程で、クライエントに寄り添うコーチのように振る舞う。同時に、セラピストとクライエントは抗うつ効果の可能性のある活動を構造化し、スケジュール化する。回避行動や反すう思考のような、変化への障害は常に生じる。セラピストは非審判的な問題解決のスタンスをとりながら、そのような課題が新しい学習の機会となるように介入する。このようにしながら、行動活性化は次のような要素を繰り返し適用していく。つまり、モニタリング、活動の構造化とス

ケジュール化、問題解決、そしてトラブルシューティングである。

　私たちの臨床研究では、治療期間は一般的には最大24セッションになる。他の行動活性化と関連したモデルでは、8〜15セッションといったより短い治療期間である（Hopko et al., 2003b）。治療のプロセスを通して、クライエントが治療後も新しい活性化への取り組みを維持する可能性を最大限にすることが重要である。したがって、治療が終結に近づくにつれ、何が役に立ったかを再検討し、それを揺るぎないものにし、再発のリスクを高める将来の問題を予測することが有効である。それではこの話題に進もう。

再発予防の重要性

　大うつ病性障害は再発しやすいという性質を考えると、すべてのうつ病の治療では、現在の苦痛を減らすことと、再発に備えることの両方が重要である。このような理由から、再発予防は最初から行動活性化のプログラムに組み込まれ、治療が終結に近づくにつれてセッションの中心となる。この節では、再発予防に関する行動活性化の鍵となる要素について再検討する。まず、行動活性化のあらゆるセッションで密接に組み込まれている、般化（generalization）の大切さについて論じる。次に、セラピストが再発予防に直接対処するために活用可能な具体的戦略について論じる。これらの戦略の多くは、薬物乱用の再発予防としてマーラットとゴードン（Marlatt & Gordon, 1985）によって明示され、後にうつ病の再発予防にも適用された原則と同じである（Wilson, 1992）。鍵となる戦略は、抗うつ行動の要因を同定する、活性化を他の生活の文脈にまで拡大する、リスクの高い状況を同定し備える、そして追加セッション（booster sessions）や維持セッション（maintenance sessions）を行うことである。

般　化

　訓練したことの転移、すなわち「般化」は、どの行動的治療やプログラムにおいても重要な要素となっている。ある文脈で訓練されたスキルが般化するということは、それは他の文脈に転移するということを意味する。ある文脈で学んだことを他の文脈に転移させる能力を教え込むことは、どの再発予防計画においても

重要な要素である。これまでならばうつ病のきっかけとなるような新しい状況においても、クライエントが効果的に対応することができるようになる。

　行動主義者はしばしば、2つのタイプの般化、すなわち刺激般化（stimulus generalization）と反応般化（response generalization）を区別している（Sulzer-Azaroff & Mayer, 1991）。刺激般化は、異なる文脈的要素が存在する状況で同じ反応が生起するときに生じる。例えば、中等度の社交不安があり臆病なウイリアムが、セラピストと主張的に会話をするスキルを身につけ、それから、同僚と同様に振る舞い、パーティーで初対面の人と自由に会話をするようになれば、彼の主張的な行動は異なった刺激に般化したことになる。もう1つのタイプの反応般化は、反応自体が徐々に、自然に、さまざまな文脈で変化するような場合を指す。例えば、ウイリアムの行動が反応般化すると、彼はセラピストに対し「スケジュールの都合で、午前9時よりむしろ午後3時に会いたい」とはっきりと述べるかもしれない。その後、彼は同僚に「ずっと聞こうと思っていたのですが、木曜日、私の代わりにシフトに入っていただくことはできますか？」と言うかもしれない。セラピストに対しては、ウイリアムはストレートで的を射ていたが、この主張的な行動は同僚に対しても般化している。同僚に対しては、彼は主張的ではあるがストレートではなかった。それから彼は、パーティーでゲストに自己紹介をするために同様の主張スキルを用いた。つまり、この行動は異なる刺激――セラピスト、同僚、パーティーのゲスト――に般化したが、行動の形態も般化し、異なる文脈で若干異なって見えるようになった。

　般化を行動的な訓練プログラムに組み込むいくつかの方法がある（Stokes & Baer, 1977）。重要な要素としては、異なった物理的状況で、異なった人々と、さまざまな訓練方法を用いることである。このような方法によって、最終的に新しい行動がより自然な状況で般化することをサポートする（例：Martell, 1988）。治療は自然環境ではなく、臨床場面（通常はセラピストのオフィス）で行われるので、この種の訓練は容易ではない。このような理由から、行動的・認知行動的治療法では、クライエントのホームワーク課題に多くの比重を置いている。行動活性化でもセラピストのオフィスよりも、日常生活でクライエントが何を行うかに重点を置く。ホームワーク課題を通して、さまざまな文脈で特定の活動を繰り返し行うようにクライエントに求めながら、複数場面での訓練を組み込んでいる。活動

を異なった文脈で（例：一日の異なった時間に、さまざまな物理的場面で、異なった人々とともに）練習すれば、般化は最も起きやすい。加えて、新しい行動を日課の中に統合することで、般化を促進させることができる。行動活性化についての私たちの経験から言えば、適応行動を般化させるクライエントの能力が高まるにつれ、再発の可能性は減少する。

　家族や重要な他者も、般化のために協力を求められる。般化は、クライエントの新しい抗うつ行動（例：友達と外出することや、家で課題を遂行すること）が重要な他者によって強化され、抑うつ行動（例：ベッドに横たわっている）が消去されるときに、最も起きやすい。

行動の抗うつ効果の要素

　クライエントが行動活性化から学んだことを、個人的な治療ノートとしてまとめるよう奨励することは、再発予防に役立つ。私たちは、クライエント自身の個人的な行動の抗うつ効果の要素をリスト化させている。多くの場合、この治療ノートは治療の過程で役に立ったいろいろな活動をリストにした1枚の用紙で構成されている。クライエントによっては、活動記録表や治療日誌のフォルダーに挟んでいる場合もあるようだ。治療セッションごとの記録を続けているクライエントであれば、この治療ノートに記録を要約するように勧めることもできる。付録2、付録3に、治療の過程でクライエントが学んだことを要約する助けになり、将来のうつ病のリスクに対処する助けにもなる質問例を示した。図9.1に示すように、アリシアのリストには、治療の過程で彼女が実践した活性化の鍵となる方法が含まれている。このような治療ノートは、クライエントごとにフィットするようにオーダーメイドであるべきである。付録3のサンプルは、クライエントの要求や好みに合うように修正することができる。セラピストの主要な課題は、第2章で論じた諸原則、行動の先行刺激と結果を理解するための「ABC」分析を用いる戦略、気分に従うのではなく「外から内へ」行動する戦略、そして、特定の活性化課題によって回避や反すうに立ち向かう戦略のような、クライエントに有益な治療の要素を再検討させることである。

図9.1　アリシアの治療ノートと治療終結後の計画

- どのような文脈がうつ病に対する脆弱性を高めるか？
  - 嫌いな環境で生活する。
  - 友人と距離を置く。
  - 自分のキャリアに見合わない低い仕事をする。
  - 過去に起きた変えることのできない、つらいことを思い出したままでいる。
- どのような行動がうつのサイクルを維持する要因となるか？
  - 友人に電話をかけないし折り返しの電話もしない。
  - 身体的活動を減らし「とても疲れた」と自分に言う。
  - 毎日の家事が遅れる。特にアパートの掃除。
  - 一日に何度も「どうしようもない」と自分に言う。
  - 教会に行くなどの社会的活動を回避する。
  - 何日も連続して在宅勤務をする。
  - 苦手な人を回避する。
- どのような抗うつ行動を維持、あるいは増やすべきか？
  - 大切なのは社会的なかかわりである。たとえ気分が落ち込んでいて、電話で数分話をするだけであっても、友人と連絡を保つことが必要である。うつ病について話をする必要はなく、どうしているのかを尋ねればいい。もし難しければ話してもいいが、詳細を打ち明ける必要はない。
  - 運動を続け、犬の散歩や、畑仕事など、楽しめることをするのはとても重要である。
  - アパートをきれいに掃除することも必要である。
  - 時々教会へ行くこともよい。
  - 気分が落ち込んでいるときや、落ち込みそうになったときは、家で仕事をするよりも職場に行くほうがよい。
  - 仕事や友人との会話で生じた葛藤を解決するために問題解決を行う。
  - 自分が圧倒されると感じる課題は小さく分解して、一歩進む。
- 抗うつ行動を維持する機会を増やすにはどうすればよいか？
  - 毎朝その日に行う気分を軽くする活動を書き留めた、毎日のスケジュールを実行する。
  - 運動計画を順調に進めるために、運動ジムに入会する。
  - 上司に、在宅で構わなければウィークデイは毎日働くつもりであると伝える。

> - 仕事量がたまらないように、1日少なくとも5時間は働く。
> - もし葛藤が生じたとしても対処する場が持てるように、上司との毎週の連絡をスケジュールに入れる。
> - 毎週少なくとも1人の友人と連絡をとる。そのようにすると誓ったことを、2人の友人に話し、私に連絡してくれるように頼む。
> - 春、夏、秋は、天候がよければ少なくとも週末に一度は畑に行く。

終結後の新しい生活の文脈と目標に向けた活性化

　行動活性化の中核的な要素は、うつ病をものともせずに活性化し、回避行動を認識し、修正し、そして健康的な習慣を維持することを、クライエントに教えることである。行動活性化の基本的な前提条件の1つは、抗うつ的な生活を構築できるように変化を起こすことによって、再発を防ぐことである。ほとんどのクライエントにとっては、この作業の大部分は治療過程で生じるが、重要な変化のためには治療終結後も努力し続けていくことが必要である。

　クライエントが症状の緩和を経験し、活動性を増し、回避行動を修正していけば、生活の文脈の中にあるより大きな問題に取り組むことができるようになるだろう。例えば、治療初期にアリシアとセラピストは、多くの活動を回避することが彼女の罪悪感や孤立感を強めていることを認識した。治療が進むにつれ、アリシアは落ち込んだときに重要な目標に向けてスモールステップで進むことは、まったく動かないよりもましだということを学んだ。彼女は散歩に犬を連れて行ったり、近所の他の犬の飼い主と気軽におしゃべりをしたりする新しい習慣を身につけ、また、ちょっとしたことでも友人に電話をかけることができるようになった。このようにしながら、彼女は対人関係の特徴であった孤立感や孤独感の問題を変化させ始めた。治療の進行とともに、彼女は仕事の文脈における問題に対しても対処し始めた。セラピストは、彼女が続けたいと思うような仕事の同定や、楽しめそうな地域に引っ越せるくらいの額の給料の同定、そして、現在のスキルを維持し、興味のある仕事を行う力を身につけられるような、費用のかからない訓練法を同定する支援を行った。治療後期では、アリシアはこのような課題に取り組み始めたが、セラピストは彼女が治療終結後もこのような努力を続けるよう

に支援することが重要となる。

　セラピストはポジティブな気分や幸せを少しずつ支えていくために、クライエントがさまざまな生活の文脈において、どのような変化が必要であるかを評価できるように支援することが重要である。対人関係、職業、娯楽、教育、財政、そして住宅問題は考えておかねばならない。クライエントがこれらの生活領域の目標を達成するために、目標とステップを同定できるように援助する。例えば、最終セッションでアリシアとセラピストは、アリシアが最も望んでいた仕事を見つけるための必要なステップと、治療終結後にそのステップを支えるために何が必要であるかを同定した。アリシアが対人関係の中で実行したい長期的な変化についても検討した。彼女は、社会生活でどのように満足したり失望したりしたのだろうか？　いつの日か素敵なパートナーを見つけ、結婚し、子どもを産みたいという希望について話した。そうなる可能性は、はるかかなたにぼんやりと見えてはいたものの、彼女は公園やレストランで楽しそうな家族を見ると孤独になると述べた。彼女はいつか自分の生活の中で、このような親密な結びつきを持つことにあこがれると述べた。「私はまだそこまでいっていないとわかっています。でも、仕事のことや、住まいのことや、私たちが取り組んできたすべてのことがうまくいったら、家族も持ちたい」とセラピストに話した。そして、アリシアとセラピストは、親密な対人関係を続けるという文脈の中で、彼女の友人、雇用者、同僚に対応するために、新しく学習した行動をどのように適用するかということを検討した。

ハイリスク状況の同定

　行動活性化を終結する準備として、将来の再発の危険性を増加させるクライエントの潜在的なハイリスク状況を同定することが重要である。そのような状況について尋ねる鍵となる質問には、以下のようなものがある。「これはいつ最も起きやすいですか？」「これが起きるのを防ぐために何かできるとしたら、あなたは何をしますか？」「もしこれが起きたら、どんな結果になり、そしてその影響を減らすために何ができますか？」(Wilson, 1992, p.147)。

　ケースフォーミュレーションに立ち返ることは、ハイリスク状況を同定するプロセスにおいて大きな助けとなる。過去のうつ病エピソードに先行するライフイ

ベントは、将来のハイリスク状況に対する手がかりを提供する。アリシアの体験を考えてみよう。アリシアのうつ病の3要因は、仕事を解雇されたこと、レベルの低いつまらない仕事に就いたこと、そして、小さなアパートに引っ越したことである。これらの状況は、彼女が、地位の喪失、友人や親族からの批判、努力に基づいた報酬を得る能力の低下（例：病気や怪我をすれば、庭仕事や散歩ができなくなる）を含んだ状況の影響を受けやすいということを示唆している。彼女の生活状況も不幸であった。なぜならば、アパートは狭く、望ましくない地域にあり、大学時代に住んでいた場所を思い起こさせ、一歩後退したように感じさせたからである。加えて、彼女の若い頃に起きた出来事を強く思い出させる状況──例えば、母親との若い頃の関係に関する強い感情を引き起こす状況──も、ハイリスクかもしれない。アリシアとセラピストは、彼女のこのような種類の文脈への脆弱性を同定し、将来、このようなタイプの喪失体験となり、類似したネガティブな影響を与える危険性のあるハイリスク状況を明らかにした。

　行動活性化の典型的な治療過程は、将来のうつ病との闘いに勝つ方法を教えてくれる多くの情報を、クライエントが得る助けになる。活動記録表を再検討すれば、抑うつ気分や他のネガティブな気分と密接に関連する状況が明らかになる。これらのデータは、今後の計画を立てる上で非常に役立つ。セラピストは最終セッションで、クライエントに思い出させるために、いくつかの状況を再検討することができる。例えば、活動記録表から、週末の昼間にテレビを見ながら1人で家の中で過ごしているときに、抑うつ気分のパターンを示すとわかったクライエントは、構造化されていない暇な時間を危険な状況としてリストアップできるかもしれない。

　セラピストはBDIのような客観的尺度のスコアから、症状の変動をグラフ化できるし、治療過程で観察されたパターンを説明することもできる。図9.2は、18セッションのアリシアのBDI-IIのスコアをグラフ化したものである。セラピストは彼女にグラフを提示し、得点のパターンや、気分が悪化している時期、そして、そこから学べる将来のリスクと有効な戦略の予測について、簡単に説明した。

セラピスト　アリシアさん、あなたが毎回記入した質問紙の得点をグラフにしてみました。あなたがこれを見てどんな印象を持つか知りたいですね。

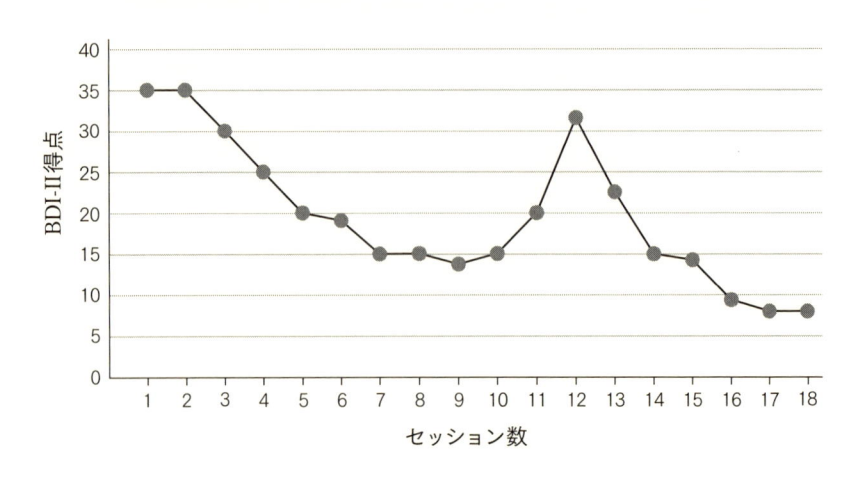

図9.2　各セッションにおけるアリシアのBDI-II得点

アリシア	最初に来たときよりもずっとよくなっているように見えます！
セラピスト	そうですね！　少しずつよくなっていますね。一緒に取り組んできた過程のパターンを見て、特に何か驚くようなことはありますか？
アリシア	驚くようなことはないですが、しばらく悪化したように見えます。
セラピスト	私もそのことが印象に残りました。実際、今日会う前に記録を振り返ってみました。最も得点が高かった12セッション目の頃、あなたは「ふりをしている」だけのように感じて、いくつかのイベントに出かけるのを避けていたと報告していました。
アリシア	覚えています。セッションも休んだときではなかったでしょうか？
セラピスト	そう、あなたが仕事でストレスを感じて、一日中ベッドで休んでいたときでした。
アリシア	あれは本当にきつかったです。その頃は本当に気分が悪かったです。
セラピスト	私たちがこのグラフから学ぶことができる1つのことは、将来あなたの気分が悪くなるかもしれない具体的な状況と、そのとき何ができるかを明確にすることだと思います。
アリシア	えーと、それは私がプロジェクトをめちゃくちゃにした後に、上司が本当に厳しかったときでした。

セラピスト	なるほど、あなたは重要な目標を達成せずに、他者からネガティブなフィードバックを受けると、特に傷つきやすいようですね。それらのリストを作りませんか？　書き留めておきませんか？
アリシア	それはいい考えですね。それに、家にこもって治療を休むのもいいことではないですね。
セラピスト	そのことも考えていました。引きこもりや回避によって、うつのサイクルが生まれ、それが続いていくことについてたくさん話し合いました。あなたはベッドで休んでいたり、治療を避けたり、友達や同僚と計画を立てるような社会的かかわりを避けたりすると、気分が悪化すると思いますが、いかがですか？
アリシア	おそらくそうだと思います。逃げた後により落ち込んだことを覚えています。
セラピスト	なるほど、このことは覚えておいたほうがいいかもしれないですね。あなたが何か批判的なフィードバックを受けるような、傷つきやすい状態にあるときは、回避せずに関与し続けることが重要です。そのようなときに助けになる、すでに学んだ具体的な活動について話していきましょう。何か思い浮かびますか？
アリシア	そうですね、スモールステップが思いつきます。
セラピスト	その通りですね！　たとえ最小限の活動であったとしても、完全に回避するよりも、再び抑うつ気分になるのを防いでくれるでしょう。それから、反すうではなく体験に注目するということについて話し合ったことも、あなたが「ふりをしている」ように感じるときに役に立つと思います。
アリシア	わかりました。これも書き留めておきます。

　いくつかの状況を同定した後、セラピストとクライエントは一緒になって、行動的な抗うつ活動を適用する方法を確認している。多くのクライエントにとって、治療中に行った積極的な問題解決は重要な要素になるだろう。クライエントに対してあらゆる苦痛な出来事を想像するよう求める必要はないが、特定の共通な出来事が起きるという合理的な証拠があれば、対処戦略を計画すべきである

し、その出来事の衝撃を和らげる方法を計画することができる。徐々に健康を支えてリスクを減らしていくために、計画は、治療中に何が効果的であったかという情報をもとに、できるだけ具体的であるべきである。

追加セッションと維持セッション

　もし古いパターンへの逆戻りや、うつ病の再発が認められた場合は、短期間治療を行う追加セッションがあるということを、クライエントが知っていることは有益である。特に、クライエントが引きこもり、活動への興味を失い始め、そこから抜け出せないとわかったら、短期間の治療を再開するときなのかもしれない。現在の生活上のストレッサーについて話し合い、それまでの治療期間中に役に立った戦略を再検討し、対処プランを立てるために、数セッションの追加を計画する。

　維持セッションを計画することも有益である。行動活性化に関するデータはないが、他の認知的・行動的治療法では維持セッションでよい成果が得られている（Jarrett et al, 2008）。この見地からすれば、クライエントが行動活性化治療の終わりに近づくにつれて、セッションの間隔を広げることが効果的であろう。間隔を広げることで、クライエントが有効な戦略を実践し、問題のトラブルシューティングをセラピストと一緒に行う時間が多く持てる。最終セッションをさらに広げることで、クライエントが対処する必要のある多岐にわたる状況を考慮に入れることもできる。間隔を空けたセラピストとの面接は、困難な状況から回避したり引きこもったりすることなく、活動に取り組み続ける戦略を計画する上でリフレッシュさせる。

行動活性化のこれから

　近年、行動活性化と、行動活性化に関連した行動的治療法への関心が急速に拡大している。行動活性化に関する臨床研究は、レヴィンソン（Lewinsohn, 1974）やその同僚ら（Lewinsohn et al., 1985）の初期の行動的アプローチが、うつ病を治療する正しい方向を向いていたというエビデンスを付け加えた。再現性は信頼できる科学的研究の証である。行動活性化は認知療法と同等に有効であるというジェイ

コブソンら（Jacobson et al., 1996）の構成要素分析研究の知見が、ディミジアンら（Dimidjian et al., 2006）のうつ病治療研究によって再現されたことは注目に値する。これらの知見が、新しい臨床家、患者、そして治療法の開発に関与していない評価者によって、新たな設定でも再現されれば、行動活性化の有効性に関する信頼性はさらに高まるだろう。

行動活性化に関する多くの重要な課題は、これからの研究に委ねられている。例えば、うつ病に対する他の治療法に比べて行動活性化の技法は少ないために、習得しやすく、臨床の世界に普及させやすい。この仮説の実証的な検証には、さらなる研究が必要である。私たちは行動活性化がどのように効果を発揮するかについても、ほとんど知らない。変化のメカニズムは同定しにくい。行動活性化によってクライエントは、「憂うつな気分になったら、回避するよりもアクティブになるべきだ」という、新しいルールを学ぶことが可能になる。おそらくクライエントは、すぐに役に立ち長期間自分を守ってくれる方法で、生活を積極的にコントロールできるようになる。目標を設定し、課題を順序づけるような、他のスキルの発達も重要かもしれない。認知の変容も重要であるが、体験と行動の変容を通すことが、信念を変える最もよい方法に違いない（Bandura, 1977；Hollon, 2001）。明らかに、行動活性化も神経系や他の生物学的指標に重要な影響を与えるので、今後の研究での検討が推奨される。

行動活性化の新しい適用研究もまた、発展のためには残されている。最近の研究では、心的外傷後ストレス障害のような問題に対処するための行動活性化の小さな臨床試験が実施された（Jakupcak et al., 2006；Wagner et al., 2007）。診断を越えた介入法としての行動活性化の活用が、将来実証されるかもしれない。多文化的な枠組みの中での行動活性化の適用についても研究されている。現在の行動活性化は、ラテンアメリカ人への対処に適用され（Santiago-Rivera et al., 2008）、アディスとマーテル（Addis & Martell, 2004）のワークブックはスウェーデン語、デンマーク語、オランダ語に翻訳された（訳注：日本語の翻訳も2012年に創元社から出版された）。行動活性化の基本原理と戦略は文化を越えて役に立つかもしれないが、セラピストがクライエントと協同して取り組む方法に関する文化的特異性を検討することが必要である。使われている概念、および、個人主義者と集団主義者の理解の仕方は、文化という文脈では異なっているかもしれない。治療プロトコルを青年や老人向

けに修正しながら、生涯を通じて行動活性化を実施する研究も進行している。

　行動活性化の集団での適用に関する興味も高まっている。集団への実施は、コストと効率性に優れ、地域精神保健やその他の公衆衛生場面において魅力を発揮しそうである。行動活性化が集団で実施できることを実証した小さな研究がある(Houghton et al., 2008)。治療は主に、行動活性化に関するアディスとマーテルのワークブック（Addis & Martell, 2004）の利用と、価値の同定に焦点を当てたセッションで構成されていた。ワークブックは、グループセッションをまとめ上げる主要な媒体として役立っていた。今後、行動活性化モデルのさまざまな集団への適用が研究されていくだろう。

　臨床研究を行う者にとってはワクワクする時代である。なぜなら、実践と理論の両方の問題を探究する必要があるからである。もっとも、行動活性化は1970年代の初期からの長い歴史を持ち、活性化の価値は長い間多くの治療において強調されてきたので、臨床実践家は安心していられる。私たちが提示した諸原則と戦略は、うつ病のクライエントに標準的な形で行動活性化を実施したいセラピストにとっては価値があるだろう。他の治療モデルに準拠するセラピストにとっても、私たちが論じてきた行動活性化の要素は、妥当性があり、適用可能であろう。例えば、行動活性化は明らかに認知療法の中核的な構成要素であるので、認知療法家は行動活性化を強調しながら、正当な認知行動療法を提供していると自信を持つことができる。アクセプタンス＆コミットメント・セラピーの治療者も同様に、クライエントがコミットした行動を促進させる努力の中に、価値の要素を見出すだろう。弁証法的行動療法家は、行動活性化と弁証法的行動療法の基本戦略の間に、行動アセスメント、あべこべ行動、問題解決といった多くの類似性を見出すだろう。

　行動活性化のワークショップに参加した多くのセラピストは、自分の現在の実践と合致した多くの行動を再認識する。おそらく読者も、本書を読み進めるにつれ、毎日自分が用いている多くの臨床的な戦略を再認識したに違いない。行動活性化はそれ自体が独立したアプローチとして、多くのうつ病のクライエントの治療の選択肢となるだろう。その他のクライエントにも、私たちが論じてきた原則や戦略を思い出すたびに、さまざまな現代の治療法を越えた、治療の行動的な側面が重要であることを、思い起こさせるに違いない。

すべてをまとめる

　本書で私たちは、行動活性化の中核原則と戦略を扱ってきた。もし「行動活性化について臨床家に覚えておいてほしいことを、1つ挙げるとしたら何ですか？」と尋ねられたら、私たちの答えはシンプルである。つまり、活性化させる（activate）ということである。クライエントの上手な活性化をサポートする中核原則と戦略をセラピストが把握しておく簡単な方法として、最後の頭字語ACTIVATEを提案する。付録4に、セラピストのための早見表をつけた。8つの文字で、行動活性化にとって必要なプロセスを示した。セラピストは治療中にこれらを実施すべきである。すなわち、（A：assess）クライエントのうつ病になる要因を評価する、（C：counter avoidance）構造化された活動と効果的な問題解決によって、回避に立ち向かう、（T：take time）具体的にするために時間をかける、（I：include monitoring）モニタリングする、（V：validate）認証する、（A：assign activities）活動を割り当てる、（T：troubleshoot）トラブルシューティングを行う、（E：encourage）勇気づける。これらの戦略は、この順番通りに遂行する必要はない。行動活性化の実践は、固定的でも硬直したものでもない。セラピストは治療中いつでも中核的な10原則による柔軟な介入ができる。表2.1に示した行動活性化の中核原則は、ACTIVATEという頭字語でリストアップされた介入に、硬直した順序で従うのではなく、治療の至るところに織り込まれている。それぞれの介入を順に考えてみよう。

A（assess）：評価する

　行動活性化における評価の重要性は、どれだけ誇張してもし過ぎることはない。評価は、本書や他の行動活性化に関する出版物（例：Martell et al., 2001）で強調されてきた。セッション初期だけでなく治療全体を通して重要である。評価は、クライエントの活動の頻度や範囲だけでなく、機能を重視する。クライエントがうつ病になった生活環境と、どのようにうつ病に対処しようとしたかを理解することは、有望な治療ターゲットを知る上での最初の手がかりとなる（原則2と原則3）。活性化の期待ができる対象としてどの行動をターゲットにするかは、先行刺激と結果に関する行動アセスメントを通してわかる。

C（counter avoidance）：構造化された活動と効果的な問題解決によって、回避に立ち向かう

うつ病はしばしば、強化随伴性の変化、すなわち強化子との接触の減少や生活上の問題の増加という、ネガティブなライフイベントに対する当然とも言える反応によって生じる。回避と引きこもりは、短期的には合理的な反応であることが多い。情動自体、強い勢いがあり、ネガティブな気分は人を落ち込ませるし、圧倒される気分や生活状況を回避しようとする引き金となる。問題となるのは、そのような回避や引きこもり行動が長期的には事態を悪化させ、徐々にネガティブな気分を深刻化させるということである。ここで原則1「気分を変える鍵は、行動を変えるように支援することである」に戻ってみよう。原則4「気分ではなく計画に沿って、活動を構造化しスケジュール化する」もまた重要である。行動活性化は、構造化された活動と効果的な問題解決によって、クライエントが回避に立ち向かうように支援していく。クライエントは回避パターンを同定できるようになり、準備万端で接近や関与をサポートする、代わりの対処戦略を持てるようになる。

T（take time）：具体的にするために時間をかける

行動は具体的であるという特性は、誇張してもし過ぎることはない。行動活性化のセラピストは、クライエントが増加させる、あるいは減少させる行動を具体的に同定する支援をする。増加させる行動は、クライエントが環境内の正の強化子と接触する可能性の高い行動であり、減少させる行動とは、クライエントの生活を長期的により困難なものにする行動である。

I（include monitoring）：モニタリングする

活動モニタリングは行動活性化の柱である。活動記録表はクライエントが活動、文脈、気分、情動、強度をモニタリングすることをサポートするために用いる主要なツールである。モニタリングは、行動が起きる文脈や、行動の結果、そして、行動活性化の重要な要素である気づきを明確にしてくれる。これらのパターンの同定が治療の中心となる。モニタリングは行動計画のための情報を得るのに有益である。活動モニタリングがなければ、活性化の効果的なターゲットを同定

ことは、不可能とは言わないまでも困難である。モニタリングによって、行動計画が効果的かどうかの情報や、最大限に役立つように計画を微調整する上で必要な情報も得られる。最終的には、モニタリング行為自体、行動の変化を促進させる。治療の開始から終結まで、中核的な要素としてモニタリングは利用される。

V（validate）：認証する

　抑うつ的であるというのは、意味もなく、逃げ出す希望もないまま、真っ暗な場所から抜け出せないでいるような気分である。行動活性化はうつ病に苦しむ多くの人々が、希望する生活を再び構築するために、暗闇からもとの場所に戻る方法を提供する。この過程で行動活性化のセラピストは、クライエントの体験と変化に向けた挑戦に理解を示しながら、クライエントを認証することが重要である。認証とは、部屋の反対側に座っているクライエントが、今この瞬間を、自分が感じているように感じ、振る舞っているように振る舞うという完全な感覚を作り出し、そして、気分がよくなりたいのであれば変化への努力が重要であるというコミュニケーションを行うプロセスである。それゆえ、セラピストは受容、温かさ、協同、激励という文脈で、クライエントが生活の中で報酬を増加させ、嫌悪的な結果を減少させるように、活動し、生活に取り組む実験を行うようコーチする。

A（assign activities）：活動を割り当てる

　活動のスケジュール化と構造化は、行動活性化の主要な要素である。活動を割り当てることの重要性は、行動活性化の鍵となる原則の多くに反映されている。原則4で示すように、活動のスケジュール化はクライエントが気分に依存した行動ではなく、具体的な計画に従うようにする。環境にある潜在的な正の強化子、そしてストレッサーへの統制力を発揮する機会との接触を増やすことで、クライエントの世界とのかかわりを増やす。原則5は、活動は少しずつ割り当て、成功する可能性が増すように段階化する必要があることを意味している。原則6は、変化を生み出す可能性が最も高い活動に焦点を当てるということは、クライエントが環境の中で自然に強化され、高い報酬価を持つような活動を見つけるということを強調している。最後に、セラピストが活性化で最も重要なことを忘れない

ように、原則9で「話すだけでなく行動する！」と簡潔に言明されている。

T（troubleshoot）：トラブルシューティングを行う

ほとんどのうつ病のクライエントは、活性化計画を実行し出すにつれ、難題を経験する。障害が発生し、フラストレーションが起きてくる。治療を軌道に乗せるために、セラピストは原則10「活性化に向けて予想される障害と、実際の障害のトラブルシューティングを行う」を思い出すとよい。トラブルシューティングは、うつ病のクライエントが活性化計画を発展させ実行する際に生じる問題に対処するために必要である。セラピストは、活性化計画を改善し調整するためにトラブルシューティングを行い、クライエント自身がトラブルを解決できるように教える。行動活性化の一般的なアプローチは、実証主義的な問題解決アプローチであるが、原則8の「問題を解決する実証的なアプローチを重視し、すべての結果は役に立つと認識する」というアドバイスは、ここでも有益であり適切である。トラブルシューティングは、活性化に向けたクライエントのどのような努力であっても最大限に利用できるようにし、治療をクライエントの目標に向けて動かし続ける。

E（encourage）：勇気づける

ほとんどのうつ病のクライエントが専門的援助を求めるときは、落ち込み、やる気を失っているときである。セラピストが治療の成功を最大限にする方法の1つは、一貫して希望を表明し、楽観的になり、変化への献身を表明することである。原則7で明示しているように、セラピストはクライエントのコーチとして働き、クライエントのどのような進歩のサインであろうとも強調する。特に、落ち込んでいるときは、クライエントが活性化し、生活に取り組み、問題を解決するどのような指標や兆候であろうとも、勇気づける。

要　約

行動活性化は理にかなっている。このような直接的な戦略をうつ病のクライエントに適用する歴史は、レヴィンソン（Lewinsohn et al., 1973）の「快出来事」とう

つ病に関する最初の報告から40年近くが経った。行動活性化は疑いなく進化し続け、これからも新しい対象や問題について研究され続けるだろう。現代に生きるセラピストとして私たちは、行動活性化がうつのスパイラルに打ち勝つように人々を助ける、実証された強力な方法であると信頼し、そして自信を持って主張できる。行動活性化は、時の流れの試練に耐えた行動理論に起源を持っている。

　私たちは行動活性化の10の指針——中核原則——を提供した。セラピストは、ここで述べてきた実証的アプローチに忠実であると同時に、実際の適用に当たっては、柔軟で個性記述的であることを願う。行動活性化のセラピストは、私たちが強調してきた中核原則と戦略に導かれ、それぞれのクライエントの個々の状況に対応しながら、活性化に焦点を置き続けることができる。治療者——コーチとして振る舞う——と、クライエント——活性化するために重要な作業を行う——の2人は、諸原則に従うことで利益が得られる。行動活性化の治療は、回避、抑うつ行動の強化、そして環境からの引きこもりによって、抗うつ行動が抑制されているときは、セラピストが示唆を与えてクライエントの理解を促しながら、協同的に行わなければならない。

　本来、行動活性化はプラグマティックなものである。セラピストは本書によって、日常の実践がわかるだろう。このアプローチが洗練されている所以である。私たちは、行動活性化は習得しやすい治療法であると信じている。なぜならば、うつ病のクライエントとかかわる多くの臨床家の実践と合致しており、わかりやすく、そして、クライエントを環境に関与させるという目標は、治療の最初から最後まで一貫しているからである。うつ病の維持要因や変化のための障害を、協同して見つけ出すプロセスで留意しておく目標の1つは、治療が複数の方向に道を外れないようにすることである。治療の焦点は、環境と行動の変容にある。セラピストは、うつ病のクライエントが活動性を増やすように支援することが、治療の重要な最初のステップであるとすぐにわかるし、行動活性化を支持するたくさんのエビデンスは、それが十分なステップであることを示している。クライエントのための活動的なコーチとして、本書で示した諸原則に従うセラピストは、クライエントの生活にポジティブな変化が続くような文脈を創造する挑戦的で実りある努力によって、クライエントとの強い結びつきを構築する治療スタンスを維持していくだろう。

付録1：うつ病のクライエントのための記録表とワークシート

セラピストがうつ病のクライエントとの協同作業を行う際に、有益だと思われる記録表を紹介する。

付録1aは、セラピストとクライエントが個人に合わせて行動活性化を概念化するための、ケースの概念化チャートである。付録1bは、活動と感情のモニタリング表である。クライエントに感情とその強度を書き込むよう求める。付録1cは、活動と気分のモニタリング表である。クライエントの抑うつの強さをモニタリングするために用いる。付録1dは、活動をモニタリングあるいはスケジュール化し、（それらの／その）活動を行うことで得られる達成感や楽しさを評価するための記録表である。付録1eと付録1fは、活性化計画やスケジュール化のための記録表である。付録1gは、クライエントが回避を経験したり、回避行動に立ち向かう代わりの対処を決めたりするときに記録するTRAP-TRACシートである。付録1hは、クライエントが自分で行動の機能をアセスメントし行動計画を立てるためのACTIONシートである。

付録1a：うつ病の行動活性化モデル

(1) 生活の中にどのような変化が起き、(2) 報酬やストレスフルな生活にどのように影響を与えたか？ (3) それによってどのような気分になったか？ (4) 対処するために何を行ったか？ (5) その対処行動が生活の中の報酬やストレッサーにどのような影響を与えたか？　これらの記録を付けるためにこのフォームを使ってください。

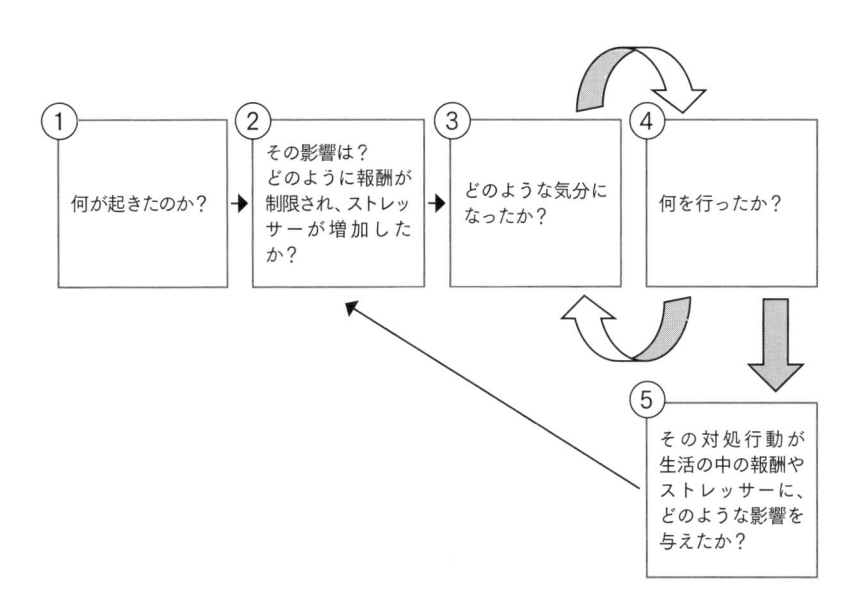

```
①何が起きたのか？ → ②その影響は？どのように報酬が制限され、ストレッサーが増加したか？ → ③どのような気分になったか？ → ④何を行ったか？
                                                                                                                                    ↓
                                    ←――――――――――――――――――――――――――――――  ⑤その対処行動が生活の中の報酬やストレッサーに、どのような影響を与えたか？
```

出典：*Behavioral Activation for Depression: A Clinician's Guide* by Christopher R. Martell, Sona Dimidjian, and Ruth Herman-Dunn. Copyright 2010 by The Guilford Press.
個人的な使用のためにこの表を複写する許可を本書の購入者に与える。購入者は、The Guilford Press のウェブサイトの本書のページからこの表のより大きい版をダウンロードすることができる。

付録1b：活動記録表──活動と感情のモニタリング

教示：毎日1時間ごとにどのような活動を行ったか記録してください（何を、誰と、どこで行ったか、など）。また、それぞれの活動と関係する感情を記録してください（例：悲しい、うれしい、おびえた、怒った、恥ずかしい、むかつく、驚いた）。そして、感情の強さを1（まったくない）から10（非常に強い）で評定してください。

	日	月	火	水	木	金	土
午前5時～午前7時							
午前7時							
午前8時							
午前9時							
午前10時							
午前11時							
正午							
午後1時							
午後2時							
午後3時							
午後4時							
午後5時							
午後6時							
午後7時							
午後8時							
午後9時							
午後10時							
午後11時～午前5時							

出典：*Behavioral Activation for Depression: A Clinician's Guide* by Christopher R. Martell, Sona Dimidjian, and Ruth Herman-Dunn. Copyright 2010 by The Guilford Press.
個人的な使用のためにこの表を複写する許可を本書の購入者に与える。購入者は、The Guilford Pressのウェブサイトの本書のページからこの表のより大きい版をダウンロードすることができる。

付録1c：活動記録表——活動と気分のモニタリング

教示：毎日1時間ごとにどのような活動を行ったか記録してください（何を、誰と、どこで行ったのか、など）。また、気分の強さ（例：憂うつな気分の程度）を1（まったくない）から10（非常に強い）で評定してください。

	日	月	火	水	木	金	土
午前5時～午前7時							
午前7時							
午前8時							
午前9時							
午前10時							
午前11時							
正午							
午後1時							
午後2時							
午後3時							
午後4時							
午後5時							
午後6時							
午後7時							
午後8時							
午後9時							
午後10時							
午後11時～午前5時							

出典：*Behavioral Activation for Depression: A Clinician's Guide* by Christopher R. Martell, Sona Dimidjian, and Ruth Herman-Dunn. Copyright 2010 by The Guilford Press.
個人的な使用のためにこの表を複写する許可を本書の購入者に与える。購入者は、The Guilford Pressのウェブサイトの本書のページからこの表のより大きい版をダウンロードすることができる。

付録1d：活動記録表──活動／楽しさ／達成感のモニタリング

教示：毎日1時間ごとにどのような活動を行ったか記録してください（何を、誰と、どこで行ったのか、など）。また、それぞれの活動を行っていたときの楽しさ（P）と達成感（M）を評定してください。楽しさと達成感は、それぞれ1（低い）から10（高い）で評定してください。

	日	月	火	水	木	金	土
午前5時～午前7時							
午前7時							
午前8時							
午前9時							
午前10時							
午前11時							
正午							
午後1時							
午後2時							
午後3時							
午後4時							
午後5時							
午後6時							
午後7時							
午後8時							
午後9時							
午後10時							
午後11時～午前5時							

出典：*Behavioral Activation for Depression: A Clinician's Guide* by Christopher R. Martell, Sona Dimidjian, and Ruth Herman-Dunn. Copyright 2010 by The Guilford Press.
個人的な使用のためにこの表を複写する許可を本書の購入者に与える。購入者は、The Guilford Pressのウェブサイトの本書のページからこの表のより大きい版をダウンロードすることができる。

付録1e：活動記録表――活動計画表

教示：セラピストと一緒に決めた今週行う特定の活動（活動1から4）を、各段に記入してください。計画している活動によっては、すべての段を使わなくてもいいし、必要があれば段を付け加えてもかまいません。毎日、割り当てられた活動を行ったらチェックをしてください。その日の気分を1（まったく憂うつではない）から10（とても憂うつである）で評定し、最下段に記入してください。

	日	月	火	水	木	金	土
活動1							
活動2							
活動3							
活動4							
毎日の気分の評価							

出典：*Behavioral Activation for Depression: A Clinician's Guide* by Christopher R. Martell, Sona Dimidjian, and Ruth Herman-Dunn. Copyright 2010 by The Guilford Press.
個人的な使用のためにこの表を複写する許可を本書の購入者に与える。購入者は、The Guilford Press のウェブサイトの本書のページからこの表のより大きい版をダウンロードすることができる。

付録1f：活動記録表——＿＿＿＿＿＿＿の活動スケジュール
(日付／曜日を記入してください)

教示：セラピストと一緒に決めた特定の活動スケジュールを「活動」欄に記入してください。スケジュール化した活動ができたら、完了欄にチェックをしてください。気分を1（まったく憂うつではない）から10（とても憂うつである）で評定し、評定欄に記入してください。

	活　動	完　了	気分の評定
午前5時～午前7時			
午前7時			
午前8時			
午前9時			
午前10時			
午前11時			
正　午			
午後1時			
午後2時			
午後3時			
午後4時			
午後5時			
午後6時			
午後7時			
午後8時			
午後9時			
午後10時			
午後11時～午前5時			

出典：*Behavioral Activation for Depression: A Clinician's Guide* by Christopher R. Martell, Sona Dimidjian, and Ruth Herman-Dunn. Copyright 2010 by The Guilford Press.
個人的な使用のためにこの表を複写する許可を本書の購入者に与える。購入者は、The Guilford Pressのウェブサイトの本書のページからこの表のより大きい版をダウンロードすることができる。

付録 1g：TRAP-TRAC シート

TRAPから抜け出し

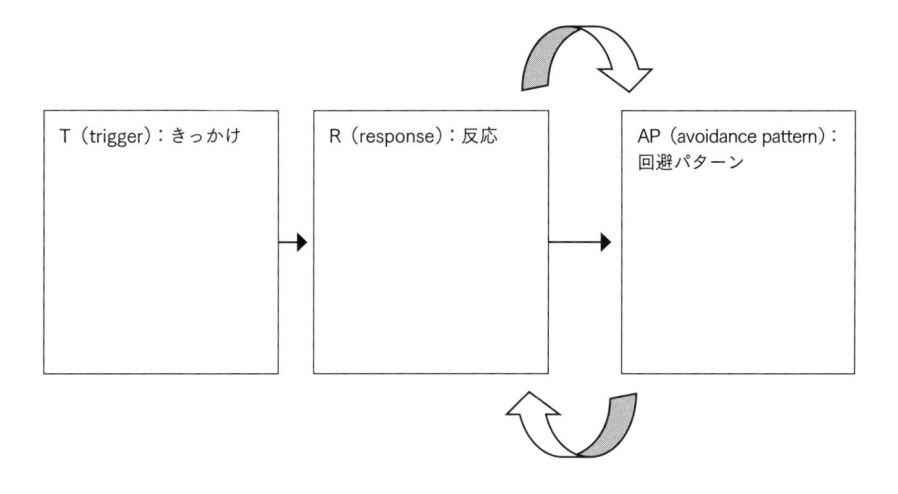

T（trigger）：きっかけ	R（response）：反応	AP（avoidance pattern）：回避パターン

TRACに戻る

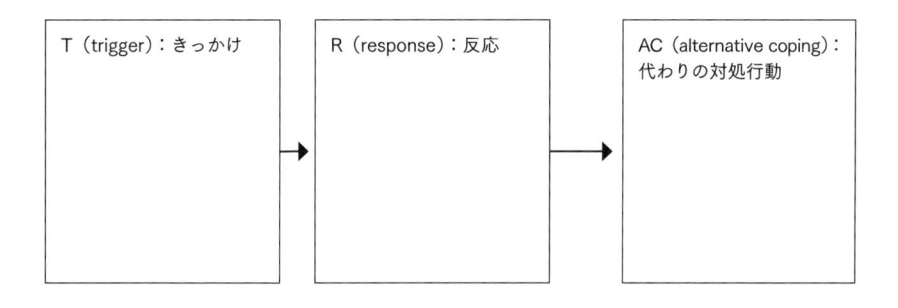

T（trigger）：きっかけ	R（response）：反応	AC（alternative coping）：代わりの対処行動

出典：*Behavioral Activation for Depression: A Clinician's Guide* by Christopher R. Martell, Sona Dimidjian, and Ruth Herman-Dunn. Copyright 2010 by The Guilford Press.
個人的な使用のためにこの表を複写する許可を本書の購入者に与える。購入者は、The Guilford Press のウェブサイトの本書のページからこの表のより大きい版をダウンロードすることができる。

付録1h：ACTION——クライエント版

Assess（評価する）：行動の機能を評価してください。その行動はあなたにどのように役立っていますか？　結果は？　その行動は抑うつ作用を強めていませんか？　長期目標と矛盾していませんか？　抗うつ効果はありますか？　長期目標と一致していますか？

_____
_____
_____
_____

Choose（選択する）：行動を選択してください。どのような行動を選択しましたか？

_____
_____

Try（挑戦する）：選択した行動に挑戦してください。新しい行動を実際の行動に移すため、あなたの計画を詳細に記録しましょう。

_____
_____

Integrate（取り入れる）：新しい行動を習慣として取り入れてください。もしあなたが新しい行動をしていたり、あなたの気分と反対の行動をしていたら、それが有益であるかどうかを結論づける前に1回以上試みることが大切です。これを日々の習慣にしてください。できますか？

_____
_____

Observe（観察する）：結果を観察してください。結果はどうでしたか？ あなたが選んだ行動を行った後、気分はよくなりましたか、悪くなりましたか？ 行動することで目標に近づきましたか？ 新しい習慣はスケジュールに統合されましたか？ どのような変化に気づきましたか？

_____

_____

_____

_____

Never give up（あきらめない）：上のステップを繰り返してください。新しい習慣を形成するには、繰り返す努力が必要です。これらの抗うつ行動は、たとえ落ち込んでいるときでも、徐々に自動的になります。

出典：*Behavioral Activation for Depression: A Clinician's Guide* by Christopher R. Martell, Sona Dimidjian, and Ruth Herman-Dunn. Copyright 2010 by The Guilford Press.
個人的な使用のためにこの表を複写する許可を本書の購入者に与える。購入者は、The Guilford Pressのウェブサイトの本書のページからこの表のより大きい版をダウンロードすることができる。

付録2：治療ノートと週間治療計画

このシートは治療中、もしくは治療終結後にセルフヘルプを続ける手段として用いることができる。

セッションの日付：＿＿＿＿＿＿＿＿

- どのような問題が今日の治療で話し合われたか？

- 気分と活動との関連性について何を学んだか？

- どのような抗うつ効果のある行動を増やす必要があるか？

- いつこれらの行動を行うか？

- これらの行動を達成しやすいように小さなステップに分解したか？　どのようなステップにしたか？

- どのような活動が夢中になれるほど強力か？

- 逃避や回避しようとしている活動はないか？

- 抑うつ作用のある、もしくは長期目標と矛盾する、減少させる必要のある行動はないか？

- 反すうしないように、どのような刺激や活動に注目することができるか？

- 特にどこで苦労しそうか？

- 対処できるようになるために何ができるか？

出典：*Behavioral Activation for Depression: A Clinician's Guide* by Christopher R. Martell, Sona Dimidjian, and Ruth Herman-Dunn. Copyright 2010 by The Guilford Press.
個人的な使用のためにこの表を複写する許可を本書の購入者に与える。購入者は、The Guilford Press のウェブサイトの本書のページからこの表のより大きい版をダウンロードすることができる。

付録3：治療ノートと治療終結後の計画

治療終結後に気分や感情を調節し活動を行い続けるための計画に役立つ以下の質問に答えてください。

● どのような文脈がうつ病になる脆弱性を高めるか？

● どのような行動がうつのサイクルを循環させるか？

● どのような抗うつ行動を維持したり増やしたりする必要があるか？

● 自分の抗うつ行動を維持する機会を増やすために何ができるか？

出典：*Behavioral Activation for Depression: A Clinician's Guide* by Christopher R. Martell, Sona Dimidjian, and Ruth Herman-Dunn. Copyright 2010 by The Guilford Press.
個人的な使用のためにこの表を複写する許可を本書の購入者に与える。購入者は、The Guilford Press のウェブサイトの本書のページからこの表のより大きい版をダウンロードすることができる。

付録4：セラピストのための ACTIVATE シート

A（assess）：評価する
- クライエントのうつ病と関連する生活状況、およびうつ病に対処しようとして形成された二次的問題行動を評価する。
- 活動と気分のモニタリング表や行動分析によって、現在の行動を評価する。
- 以下の原則に従う。
  - 原則2：生活の変化によってうつになり、短期的にしか効果のない対処戦略によってうつから抜け出せなくなる。
  - 原則3：抗うつ効果のあるものを見つける手がかりは、クライエントの重要な行動の前後にある。

C（counter avoidance）：構造化された活動と問題解決によって、回避に立ち向かう
- うつ病のクライエントの行動に共通する機能は、逃避と回避である。
- 問題解決戦略を用いる、あるいは、クライエントに問題の解決の仕方を教えることが、回避に立ち向かう効果的な方法である。
- 以下の原則に従う。
  - 原則1：気分を変える鍵は、行動を変えるように支援することである。
  - 原則4：気分ではなく計画に沿って、活動を構造化しスケジュール化する。

T（take time）：具体的にするために時間をかける
- 行動を詳細に定義し記述する。
- 問題を行動で定義する。
- 具体的にする。

I（include monitoring）：モニタリングする
- クライエントの行動や進歩を追跡するために、活動と気分のモニタリング表を使う。
- 既存の記入用紙を使うか、クライエントの使いやすい方法で、自分の行動をモニターするように教える。

V（validate）：認証する
- セラピストは常にクライエントの行動や気分に理解を示しながら、クライエントの体験を認証する。
- セラピストは絶えずクライエントに敏感である。

- セラピストは非審判的で率直である。

A（assign activities）：活動を割り当てる
- 活動記録表を用いて活動を割り当てる。
- クライエントと目標を設定する。
- 活動を段階的に割り当てる。
- 以下の原則に従う。
・原則4：気分ではなく計画に沿って、活動を構造化しスケジュール化する。
・原則5：小さなことから始めると変化は容易になる。
・原則6：自然に強化される活動を重視する。
・原則9：話をするだけでなく行動する！

T（troubleshoot）：トラブルシューティングを行う
- 変化するための障害が生じるだろう。セラピストは、障害を乗り越える支援をするためにセッション中にトラブルシューティングを行い、クライエントにトラブルの解決策を教える。
- 以下の原則に従う。
・原則8：問題を解決する実証的なアプローチを重視し、すべての結果は役に立つと認識する。
・原則10：活性化に向けて予想される障害と、実際の障害のトラブルシューティングを行う。

E（encourage）：勇気づける
- セラピストはクライエントが「外から内へ」努力するよう勇気づける。
- セラピストは楽観的になる。
- 以下の原則に従う。
・原則7：コーチとして振る舞う。

出典：*Behavioral Activation for Depression: A Clinician's Guide* by Christopher R. Martell, Sona Dimidjian, and Ruth Herman-Dunn. Copyright 2010 by The Guilford Press.
個人的な使用のためにこの表を複写する許可を本書の購入者に与える。購入者は、The Guilford Press のウェブサイトの本書のページからこの表のより大きい版をダウンロードすることができる。

〈文　献〉

Addis, M. E., & Martell, C. R. (2004). *Overcoming depression one step at a time: The new behavioral activation treatment to getting your life back.* Oakland, CA: New Harbinger. （大野裕、岡本泰昌監訳『うつを克服するための行動活性化練習帳——認知行動療法の新しい技法』創元社、2012）

American Psychiatric Association Workgroup on Major Depressive Disorder. (2000). Practice guideline for the treatment of patients with major depressive disorder. Washington DC: American Psychiatric Association. Available at *www.psych.org/psych_pract/treatg/pg/Depression2e.book.cfm.*

Antony, M. M., Orsillo, S. M., & Roemer, L. (2001). *Practitioner's guide to empirically based measures of anxiety.* New York: Kluwer Academic/ Plenum.

Bandura, A. (1977). *Social learning theory.* Englewood Cliffs, NJ: Prentice-Hall. （原野広太郎監訳『社会的学習理論——人間理解と教育の基礎』金子書房、1979）

Bandura, A., & Schunk, D. H. (1981). Cultivating competence, self-efficacy, and intrinsic interest through proximal self-motivation. *Journal of Personality and Social Psychology,* 41(3), 586-598.

Barlow, D. H., Allen, L. B., & Choate, M. L. (2004). Toward a unified treatment of Emotional disorders. *Behavior Therapy,* 35, 205-230.

Beck, A. T., Epstein, N., Brown, G., & Steer, R. A. (1988). An inventory for measuring clinical anxiety. *Journal of Consulting and Clinical Psychology,* 56, 893-897.

Beck, A. T., Rush, A. J., Shaw, B. F., & Emery, G. (1979). *Cognitive therapy of depression.* New York: Guilford Press. （坂野雄二監訳『うつ病の認知療法　新版』岩崎学術出版社、2007）

Beck, A. T., & Steer, R. A. (1987). *Beck Depression Inventory: Manual.* San Antonio, TX: Psychological Corporation.

Beck, J. S. (1995). *Cognitive therapy: Basics and beyond.* New York: Guilford Press. （伊藤絵美、神村栄一、藤澤大介訳『認知療法実践ガイド——ジュディス・ベックの認知療法テキスト　基礎から応用まで』星和書店、2004）

Biglan, A., & Dow, M. G. (1981). Toward a second-generation model: A Problem-specific approach. In L. P. Rehm (Ed.), *Behavior therapy for depression: Present status and future directions* (pp.97-121). New York: Academic Press.

Blustein, D. L. (2008). The role of work in psychological health and well-being. *American Psy-*

chologist, 63, 228-240.

Bongar, B. (2002). *The suicidal patient: Clinical and legal standards of care* (2nd ed.). Washington, DC: American Psychological Association.

Borkovec, T. D., Alcaine, O. M., & Behar, E. (2004). Avoidance theory of worry and generalized anxiety disorder. In R. G. Heimberg, C. L. Turk, & D. S. Mennin (Eds.), *Generalized anxiety disorder: Advances in research and practice* (pp.77-108). New York: Guilford Press.

Brown, J. D., & Siegel, J. M. (1988). Attributions for negative life events and depression: The role of perceived control. *Journal of Personality and Social Psychology*, 54(2), 316-322.

Brown, W. J., Ford, J. H., Burton, N. W., Marshall, A. L., & Dobson, A. J. (2005). Prospective study of physical activity and depressive symptoms in middle-aged women. *American Journal of Preventive Medicine*, 29(14), 265-272.

Caldwell, L. L. (2005). Leisure and health: Why is leisure therapeutic? *British Journal of Guidance and Counselling*, 33(1), 7-26.

Chomsky, N. (1959). A review of B. F. Skinner's *Verbal Behavior. Language*, 35, 26-58.

Chung, J. C. C. (2004). Activity participation and well-being of people with dementia in long-term-care settings. *OTJR: Occupation, Participation, and Health*, 24(1), 22-31.

Dahl, J. C., Plumb, J. C., Stewart, I., & Lundgren, T. (2009). *The art and science of valuing in psychotherapy: Helping clients discover, explore, and commit to valued action using acceptance and commitment therapy*. Oakland, CA: New Harbinger.

DeRubeis, R. J., Hollon, S. D., Amsterdam, J. D., Shelton, R. C., Young, P. R., Salomon, R. M., et al. (2005). Cognitive therapy vs. medications in the treatment of moderate to severe depression. *Archives of General Psychiatry*, 62, 409-416.

DeRubeis, R. J., Siegle, G. J., & Hollon, S. D. (2008). Cognitive therapy versus medication for depression: Treatment outcomes and neural mechanisms. *Nature Reviews Neuroscience*, 9, Article 10. Retrieved March 13, 2009, from *www.nature.com/nrn/journal/v9/n10/index.html*.

Dimidjian, S. (2000, June 2). Skepticism, compassion, and the treatment of depression. Prevention and Treatment, 3, Article 26. Retrieved March 10, 2009, from *journals.apa.org/pt/prevention/volume3/pre0030026c.html*.

Dimidjian, S., Hollon, S. D., Dobson, K. S., Schmaling, K. B., Kohlenberg, R. J., Addis, M. E., et al. (2006). Randomized trial of behavioral activation, cognitive therapy, and antidepressant medication in the acute treatment of adults with major depression. *Journal of Consulting and Clinical Psychology*, 74(4), 658-670.

Dimidjian, S., Martell, C. R., Addis, M. E., & Herman-Dunn, R. (2008). Behavioral activation for depression. In D. H. Barlow (Ed.), *Clinical handbook of psychological disorders* (4th ed.): *A step-by-step treatment manual* (pp.328-364). New York: Guilford Press.

Dishman, R. K., Berthoud, H.-R., Booth, F. W., Cotman, C. W., Edgerton, V. R., Fleshner, M. R., et al. (2006). Neurobiology of exercise. *Obesity*, 14, 345-356.

Dobson, K. S., Hollon, S. D., Dimidjian, S., Schmaling, K. B., Kohlenberg, R. J., Gallop, R. J., et al. (2008). Randomized trial of behavioral activation, cognitive therapy, and antidepressant medication in the prevention of relapse and recurrence in major depression. *Journal of Consulting and Clinical Psychology*, 76(3), 468-477.

Dunn, A. L., Trivedi, M. H., Kampert, J. B., Clark, C. G., & Chambliss, H. O. (2005). Exercise treatment for depression: Efficacy and dose-response. *American Journal of Preventive Medicine*, 28(1), 1-8.

D'Zurilla, T. J., & Goldfried, M. R. (1971). Problem solving and behavior modification. *Journal of Abnormal Psychology*, 78, 107-128.

D'Zurilla, T. J., & Nezu, A. M. (1982). Social problem solving in adults. In P. C. Kendall (Ed.), *Advances in cognitive-behavioral research and therapy* (Vol.1, pp.201-274). New York: Academic Press.

D'Zurilla, T. J., & Nezu, A. M. (1999). *Problem-solving therapy: A social competence approach to clinical intervention* (2nd ed.). New York: Springer.

Elkin, I., Shea, T., Watkins, J. T., Imber, S. C., Sotsky, S. M., Collins, J. F., et al. (1989). NIMH Treatment of Depression Collaborative Research Program. *Archives of General Psychiatry*, 46, 971-982.

Ferster, C. B. (1973). A functional analysis of depression. *American Psychologist*, 28, 857-870.

Ferster, C. B. (1974). Behavioral approaches to depression. In R. J. Friedman & M. M. Katz (Eds.), *The psychology of depression: Contemporary theory and research* (pp.29-45). Washington, DC: New Hemisphere.

Fossati, P., Ergis, A.-M., & Allilaire, J. F. (2001). Problem-solving abilities in unipolar depressed patients: Comparison of performance on the modified version of the Wisconsin and the California sorting tests. *Psychiatry Research*, 104, 145-156.

Fuchs, C. Z., & Rehm, L. P. (1977). A self-control behavior therapy program for depression. *Journal of Consulting and Clinical Psychology*, 45, 206-215.

Furmark, T., Tillfors, M., Marteinsdottier, I., Fischer, H., Pissiota, A., Långström, B., et al. (2002). Common changes in cerebral blood flow in patients with social phobia treated with citalopram or cognitive-behavioral therapy. *Archives of General Psychiatry*, 59, 425-433.

Goldapple, K., Segal, Z., Garson, C., Lau, M., Bieling, P., Kennedy, H., et al. (2004). Modulation of cortical-limbic pathways in major depression. *Archives of General Psychiatry*, 61, 34-41.

Gollwitzer, P. M. (1999). Implementation intentions: Strong effects of simple plans. *American Psychologist*, 54, 493-503.

Gollwitzer, P. M., & Brandstätter, V. (1997). Implementation intentions and effective goal pursuit. *Journal of Personality and Social Psychology*, 73, 186-199.

Gortner, E. T., Gollan, J. K., Dobson, K. S., & Jacobson, N. S. (1998). Cognitive-behavioral treatment for depression: Relapse prevention. *Journal of Consulting and Clinical Psychology*, 66(2), 377-384.

Gotlib, I. H., & Asarnow, R. F. (1979). Interpersonal and impersonal problem-solving skills in mildly and clinically depressed university students. *Journal of Consulting and Clinical Psychology*, 47, 86-95.

Hayes, S. C., Barnes-Holmes, D., & Roche, B. (2001). *Relational frame theory: A post-Skinnerian account of human language and cognition*. New York: Kluwer Academic/Plenum.

Hayes, S. C., & Brownstein, A. J. (1986). Mentalism, behavior-behavior relations, and a behavior-analytic view of the purposes of science. *The Behavior Analyst*, 9, 175-190.

Hayes, S. C., Luoma, J. B., Bond, F. W., Masuda, A., & Lillis, J. (2006). Acceptance and commitment therapy: Model, process and outcomes. *Behaviour Research and Therapy*, 44, 1-25.

Hayes, S. C., Strosahl, K. D., & Wilson, K. G. (1999). *Acceptance and commitment therapy: An experiential approach to behavior change*. New York: Guilford Press.

Hollon, S. D. (2001). Behavioral activation treatment for depression: A commentary. *Clinical Psychology: Science and Practice*, 8(3), 271-274.

Hollon, S. D., Jarrett, R. B., Nierenberg, A. A., Thase, M. E., Trivedi, M., & Rush, A. J. (2005). Psychotherapy and medication in the treatment of adult and geriatric depression: Which monotherapy or combined treatment? *Journal of Clinical Psychiatry*, 66, 455-468.

Hollon, S. D., Stewart, M. O., & Strunk, D. (2006). Enduring effects of cognitive behavior therapy in the treatment of depression and anxiety. *Annual Review of Psychiatry*, 57, 285-315.

Hollon, S. D., Thase, M. E., & Markowitz, J. C. (2002). Treatment and prevention of depression. *Psychological Science in the Public Interest*, 3, 39-77.

Hopko, D. R., Bell, J. L., Armento, M. E. A., Hunt, M. K., & Lejuez, C. W. (2005). Behavior therapy for depressed cancer patients in primary care. *Psychotherapy: Theory, Research, Practice, Training*, 42, 236-243.

Hopko, D. R., & Lejuez, C. W. (2007). *A cancer patient's guide to overcoming depression and anxi-*

ety: Getting through treatment and getting back to your life. Oakland, CA: New Harbinger.

Hopko, D. R., Lejuez, C. W., & Hopko, S. D. (2004). Behavioral activation as an intervention for co-existent depressive and anxiety symptoms. *Clinical Case Studies*, 3, 37-48.

Hopko, D. R., Lejuez, C. W., LePage, J. P., Hopko, S. D., & McNeil, D. W. (2003). A brief behavioral activation treatment for depression: A randomized trial within an inpatient psychiatric hospital. *Behavior Modification*, 27, 458-469.

Hopko, D. R., Lejuez, C. W., Ruggiero, K. J., & Eifert, G. H. (2003). Contemporary behavioral activation treatments for depression: Procedures, principles, and progress. *Clinical Psychology Review*, 23, 699-717.

Houghton, S., Curran, J., & Saxon, D. (2008). An uncontrolled evaluation of group behavioural activation for depression. *Behavioural and Cognitive Psychotherapy*, 36(2), 235-239.

Jacobson, N. S., Dobson, K. S., Truax, P. A., Addis, M. E., Koerner, K., Gollan, J. K., et al. (1996). A component analysis of cognitive-behavioral therapy for depression. *Journal of Consulting and Clinical Psychology*, 64(2), 295-304.

Jacobson, N. S., & Gortner, E. T. (2000). Can depression be de-medicalized in the 21st century: Scientific revolutions, counter-revolutions and the magnetic field of normal science. *Behaviour Research and Therapy*, 38, 103-117.

Jacobson, N. S., & Margolin, G. (1979). *Marital therapy: Strategies based on social learning and behavior exchange principles*. New York: Brunner/Mazel.

Jacobson, N. S., Martell, C. R., & Dimidjian, S. (2001). Behavioral activation treatment for depression: Returning to contextual roots. *Clinical Psychology: Science and Practice*, 8(3), 255-270.

Jakupcak, M., Roberts, L. J., Martell, C., Mulick, P., Michael, S., Reed, R., et al. (2006). A pilot study of behavioral activation for veterans with posttraumatic stress disorder. *Journal of Traumatic Stress,* 19, 387-391.

Jarrett, R. B., Vittengl, J. R., & Clark, L. A. (2008). Preventing recurrent depression. In M. A. Whisman (Ed.), *Adapting cognitive therapy for depression: Managing complexity and comorbidity* (pp.132-156). New York: Guilford Press.

Jobes, D. A. (2006). *Managing suicidal risk: A collaborative approach*. New York: Guilford Press.

Kabat-Zinn, J. (1994). *Wherever you go, there you are: Mindfulness meditation in everyday life*. New York: Hyperion.（田中麻里監訳『マインドフルネスを始めたいあなたへ──毎日の生活でできる瞑想』星和書店、2012）

Kanfer, F. H. (1970). Self-regulation: Research issues and speculations. In C. Neuringer & J. L. Michael (Eds.), *Behavior modification in clinical psychology* (pp.178-220). New York: Appleton-Century-Crofts. As cited in Rehm, L. P. (1977). A self-control model of depression. *Behavior Therapy*, 8, 787-804.

Lejuez, C. W., Hopko, D. R., LePage, J., Hopko, S. D., & McNeil, D. W. (2001). A brief behavioral activation treatment for depression. *Cognitive and Behavioral Practice*, 8, 164-175.

Lewinsohn, P. M. (1974). A behavioral approach to depression. In R. M. Friedman & M. M. Katz (Eds.), *The psychology of depression: Contemporary theory and research* (pp.157-185). New York: Wiley.

Lewinsohn, P. M. (2001). Lewinsohn's model of depression. In W. E. Craighead & C. B. Nemeroff (Eds.), *The Corsini encyclopedia of psychology and behavioral science* (3rd ed., pp.442-444). New York: Wiley.

Lewinsohn, P. M., Biglan, A., & Zeiss, A. S. (1976). Behavioral treatment of depression. In P. O. Davidson (Ed.), *The behavioral management of anxiety, depression and pain* (pp.91-146). New York: Brunner/Mazel.

Lewinsohn, P. M., & Graf, M. (1973). Pleasant activities and depression. *Journal of Consulting and Clinical Psychology*, 41, 261-268.

Lewinsohn, P. M., Hoberman, H. M., Teri, L., & Hautzinger, M. (1985). An integrative theory of unipolar depression. In S. Reiss & R. R. Bootzin (Eds.), *Theoretical issues in behavioral therapy* (pp.313-359). New York: Academic Press.

Lewinsohn, P. M., & Libet, J. (1972). Pleasant events, activity schedules and depressions. *Journal of Abnormal Psychology*, 79, 291-295.

Linehan, M. M. (1993). *Cognitive-behavioral treatment of borderline personality disorde*r. New York: Guilford Press.（大野裕監訳『境界性パーソナリティ障害の弁証法的行動療法——DBTによるBPDの治療』誠信書房、2007）

Linehan, M. M. (2006). Foreword. In A. M. Levinthal & C. R. Martell, *The myth of depression as disease: Limitations and alternatives to drugs* (pp.ix-xi). New York: Praeger.

Locke, E. A., & Latham, G. P. (1990). *A theory of goal setting and task performance*. Englewood Cliffs, NJ: Prentice-Hall.

Lucas, R. E., Clark, A. E., Georgellis, Y., & Diener, E. (2004). Unemployment alters the set-point for life satisfaction. *Psychological Science*, 39, 8-13.

Mace, F. C., & Kratochwill, T. R. (1985). Theories of reactivity in self-monitoring. *Behavior Modification*, 9, 323-343.

MacPhillamy, D. J., & Lewinsohn, P. M. (1982). The pleasant events schedule: Studies in reliability, validity, and scale intercorrelation. *Journal of Consulting and Clinical Psychology*, 50, 363-380.

Mallinckrodt, B., & Bennet, J. (1992). Social support and the impact of job loss in dislocated blue-collar workers. *Journal of Counseling Psychology*, 39, 482-489.

Marlatt, G. A., & Gordon, J. R. (1985). *Relapse prevention: Maintenance strategies in the treatment of addictive behaviors.* New York: Guilford Press.

Martell, C. R. (1988). Assessment of relevant stimuli affecting generalization in social skills training for retarded adults. *Dissertation Abstracts International*, 49(5-A), 1098.

Martell, C. R., Addis, M. E., & Jacobson, N. S. (2001). *Depression in context: Strategies for guided action.* New York: Norton.（熊野宏昭、鈴木伸一監訳『うつ病の行動活性化療法——新世代の認知行動療法によるブレイクスルー』日本評論社、2011）

Marzuk, P. M., Hartwell, N., Leon, A. C., & Portera, L. (2005). Executive functioning in depressed patients with suicidal ideation. *Acta Psychiatrica Scandinavica*, 112, 294-301.

Mather, A. S., Rodriguez, C., Guthrie, M. F., McHarg, A. M., Reid, I. C., & McMurdo, M. T. (2002). Effects of exercise on depressive symptoms in older adults with poor responsive depressive disorder: Randomized controlled trial. *British Journal of Psychiatry*, 180, 411-415.

Murphy, F. C., Rubinsztein, J. S., Michael, A., Rogers, R. D., Robbins, T. W., Paykel, E. S., et al. (2001). Decision-making cognition in mania and depression. *Psychological Medicine*, 31, 679-693.

Mynors-Wallis, L. M., Gath, D., Davies, I., Gray, A., & Barbour, F. (1997). A randomized controlled trial and cost analysis of problem-solving treatment given by community nurses for emotional disorders in primary care. *British Journal of Psychiatry*, 170, 113-119.

Nakatani, E., Nakgawa, A., Ohara, Y., Goto, S., Uozumi, N., Iwakiri, M., et al. (2003). Effects of behavior therapy on regional cerebral blood flow in obsessive-compulsive disorder. *Psychiatry Research: Neuroimaging*, 124, 113-120.

Nezu, A. M. (1987). A problem-solving formulation of depression: A literature review and proposal of a pluralistic model. *Clinical Psychology Review*, 7, 122-144.

Nezu, A. M., Ronan, G. F., Meadows, E. A., & McClure, K. S. (2000). *Practitioner's guide to empirically based measures of depression.* New York: Kluwer Academic/Plenum.

Nolen-Hoeksema, S. (2000). The role of rumination in depressive disorders and mixed anxiety/depressive symptoms. *Journal of Abnormal Psychology*, 109, 504-511.

Nolen-Hoeksema, S., Morrow, J., & Fredrickson, B. L. (1993). Response styles and the duration of episodes of depressed mood. *Journal of Abnormal Psychology*, 102, 20-28.

Nolen-Hoeksema, S., Parker, L., & Larson, J. (1994). Ruminative coping with depressed mood following a loss. *Journal of Personality and Social Psychology*, 67, 92-104.

Pavlov, I. (1927). *Conditioned reflexes* (G. V. Anrep, Trans.). London: Oxford University Press.

Premack, D. (1959). Toward empirical behavior laws: I. Positive reinforcement. *Psychological Review*, 66, 219-233.

Rehm, L. P. (1977). A self-control model of depression. *Behavior Therapy*, 8, 787-804.

Santiago-Rivera, A., Kanter, J., Benson, G., Derose, T., Illes, R., & Reyes, W. (2008). Behavioral activation as an alternative treatment approach for Latinos with depression. *Psychotherapy Research, Theory, Practice, Training*, 45(2), 173-185.

Schwartz, J. M., Stoessel, P. W., Baxter, L. R., Jr., Martin, K. M., & Phelps, M. E. (1996). Systematic changes in cerebral glucose metabolic rate after successful behavior modification treatment of obsessive-compulsive disorder. *Archives of General Psychiatry*, 53, 109-113.

Scogin, F., Jamison, C., & Gochneaur, K. (1989). Comparative efficacy of cognitive and behavioral bibliotherapy for mildly and moderately depressed older adults. *Journal of Consulting and Clinical Psychology*, 57, 403-407.

Segal, Z. V., Williams, J. M. G., & Teasdale, J. D. (2001). *Mindfulness-based cognitive therapy for depression: A new approach to preventing relapse*. New York: Guilford Press.（越川房子監訳『マインドフルネス認知療法――うつを予防する新しいアプローチ』北大路書房、2007）

Seminowicz, D. A., Mayberg, B. S., McIntosh, A. R., Goldapple, K., Kennedy, S., Segal, Z., et al. (2004). Limbic-frontal circuitry in major depression: A path modeling meta-analysis. *NeuroImage*, 22, 409-418.

Shen, G. H. C., Alloy, L. B., Abramson, L. Y., & Sylvia, L. G. (2008). Social rhythm regularity and the onset of affective episodes in bipolar spectrum individuals. *Bipolar Disorders*, 10, 520-529.

Skinner, B. F. (1957). *Verbal behavior*. New York: Appleton-Century-Crofts.

Skinner, B. F. (1974). *About behaviorism*. New York: Knopf.（犬田充訳『行動工学とはなにか――スキナー心理学入門』佑学社、1975）

Stokes, T. F., & Baer, D. M. (1977). An implicit technology of generalization. *Journal of Applied Behavior Analysis*, 10, 349-367.

Sulzer-Azaroff, B., & Mayer, G. R. (1991). *Behavior analysis for lasting change*. New York: Holt, Rinehart and Winston.

Sutherland, A. (2008). *What Shamu taught me about life, love, and marriage: Lessons for people from animals and their trainers*. New York: Random House.

Treynor, W., Gonzalez, R., & Nolen-Hoeksema, S. (2003). Rumination reconsidered: A psychometric analysis. *Cognitive Therapy and Research*, 27(3), 247-259.

Valenstein, E. S. (1998). *Blaming the brain*. New York: Free Press.（功刀浩監訳『精神疾患は脳

の病気か？——向精神薬の科学と虚構』みすず書房、2008）

Wagner, A. W., Zatzick, D. F., Ghesquiere, A., & Jurkovich, G. J. (2007). Behavioral activation as an early intervention for posttraumatic stress disorder and depression among physically injured trauma survivors. *Cognitive and Behavioral Practice*, 14, 341-349.

Warwar, S. H., Links, P. S., Greenberg, L., & Bergmans, Y. (2008). Emotion-focused principles for working with borderline personality disorder. *Journal of Psychiatric Practice*, 14, 94-104.

Watkins, E. R., Scott, J., Wingrove, J., Rimes, K. A., Bathurst, N., Steiner, H., et al. (2008). Rumination-focused cognitive behaviour therapy for residual depression: A case series. *Behaviour Research and Therapy*, 45, 2144-2154.

Watson, D. L., & Tharp, R. G. (2002). *Self-directed behavior: Self-modification for personal adjustment*. Belmont, CA: Wadsworth.

Watson, J., & Raynor, R. (1920). Conditioned emotional reactions. *Journal of Experimental Psychology*, 3, 1-14.

Williams, J. M. G., Teasdale, J. D., Segal, Z. V., & Kabat-Zinn, J. (2007). *The mindful way through depression: Freeing yourself from chronic unhappiness*. New York: Guilford Press.

Wilson, P. H. (1992). Depression. In P. H. Wilson (Ed.), *Principles and practice of relapse prevention* (pp.128-156). New York: Guilford Press.

Wolpe, J. (1958). *Psychotherapy by reciprocal inhibition*. Stanford, CA: Stanford University Press. （金久卓也監訳『逆制止による心理療法』誠信書房、1977）

Yoman, J. (2008). A primer on functional analysis. *Cognitive and Behavioral Practice*, 15, 325-340.

Zeiss, A. M., Lewinsohn, P. M., & Muñoz, R. F. (1979). Nonspecific improvement effects in depression using interpersonal skills training, pleasant activity schedules, or cognitive training. *Journal of Consulting and Clinical Psychology*, 47, 427-439.

Zettle, R. D., & Rains, J. C. (1989). Group cognitive and contextual therapies in treatment of depression. *Journal of Clinical Psychology*, 45(3), 436-445.

索　引

▼あ行

アクセプタンス＆コミットメント・セラピー　16, 68
アジェンダ設定　48
アセスメント
　　ACTIVATEと――　191, 208
　　行動活性化と――　66, 68, 164
　　反すうの――　140
　　目標の――　67
　　リスク――　86
温かさ　55, 59
維持セッション　188
一次的問題　119
内から外へ　24, 29, 96
うつ病
　　――の行動活性化　23
　　――の治療　4
　　――モデル　42, 197
　　反すうと――　136

▼か行

回避
　　――に対する治療のヒント　132
　　――の修正　126
　　――パターン　83
　　ACTIVATEと――　191
　　TRAP-TRACと――　203
　　問題解決と――　120
課題
　　――の段階化　109

　　――の理解　165
価値　67
活動
　　――スケジュール　51, 202
　　――の構造化　29, 100
　　ACTIVATEと――　191, 208
　　活性化と――　95
　　強化と――　31
活動記録表　74, 103, 169, 198
活動計画
　　――の構造化　100
　　RCAと――　152
　　治療終結後の――　182
感覚体験への注目　147, 153
希死念慮のリスクアセスメント　86
気そらし　152, 153
きっかけ　203
機能分析　48, 70
気分
　　――のモニタリング　51
　　活動と――　29
強化
　　うつ病と――　26
　　回避と――　127
　　活動と――　31
　　行動と――　72
　　恣意的な――　31
　　自然な――　31
　　反応に随伴した――　8
協同
　　セラピストと――　58
　　ホームワークと――　35
強迫性障害　98
計画

219

活動—— 100, 201
　週間治療—— 206
　治療終結後の—— 182, 207
ケースの概念化　43
結果
　行動と—— 69, 70, 72
　反すうと—— 137, 143, 153
構成要素分析研究　5, 13
構造化
　活動の—— 100
　セッションの—— 48
行動
　——の抗うつ効果　181
　——の定義／記述　69
　ABCと—— 69
　ACTIONと—— 130
　気分と—— 24, 95
行動アセスメント　68
行動活性化
　——で生じる共通した問題　165
　——と問題解決　33, 115
　——と薬物療法　27
　——のエビデンス　13
　——の基本構造　42
　——の中核原則　24
　——の歴史　4
　——モデル　45, 197
　うつ病の—— 23
　脳画像研究と—— 98
コーチ　32, 125
個性記述的　66, 195

▼さ行
再発予防
　行動の抗うつ効果と—— 181
　追加／維持セッションと—— 188
　ハイリスク状況の同定と—— 184
　般化と—— 179
シアトルスタディ　13
思考パターン　4
弱化　9, 26, 73
条件づけ
　——られた行動の問題　173
　古典的—— 71
随伴性
　——マネジメント　110, 172
　行動の—— 8
スキル不足　166
誠実さ　55, 59
セラピスト
　——のスタイル　55, 159
　——のスタンス　55, 159
　コーチとしての—— 32, 125
全か無かの活動　30, 108, 112
先行刺激
　——と行動　69, 70, 71
　反すうと—— 137
双極性障害　83
外から内へ　25, 29, 96

▼た行
対処戦略　25
達成感のモニタリング　78, 200
楽しさのモニター　78, 200
多文化的枠組み　189
段階的課題割り当て　51, 102, 109, 168
短期行動活性化療法　15

治療終結後の計画　182, 207
追加セッション　188
読書療法　5

▼な行
二次的問題　119
認証
　ACTIVATEと――　191, 208
　回避と――　122
　セラピストのスタイル／スタンスと
　　――　55, 160
認知行動療法
　活動記録表と――　74
　行動活性化と――　3
　脳画像研究と――　98
認知療法
　――の有効性　5
　うつ病と――　4
　行動的戦略と――　12

▼は行
ハイリスク状況　184
般化　179
反すう
　――のアセスメント　140
　――のタイプ　138
　――の定義　137
　――への介入　153
　うつ病と――　136
非審判的態度　55, 59
開かれた質問　63
頻繁に尋ねられる質問と回答例　46
ファースター，チャールズ・B　7
フィードバック　48, 50

文脈　4, 8, 69
ベック，アーロン・T　4, 12
ベック不安質問票　49
ベック抑うつ質問票　49, 186
弁証法的行動療法　16, 190
方向づけ　50
ホームワーク　35, 51

▼ま行
マインドフルネス　147
目の前の課題への再注意　151, 153
目標
　――のアセスメント　67
　具体的な――　67, 102
　促進――　102
モチベーション　29
モニタリング
　ACTIVATEと――　191, 208
　活動――　51, 74, 169, 198
　気分の――　51, 78, 199
　達成感の――　78, 200
　楽しさの――　78, 200
　強さの――　78
問題解決
　――と回避　120, 126
　――のガイドライン　174
　――への治療のヒント　132
　ACTIVATEと――　191, 208
　行動活性化と――　33
　反すうと――　147
問題解決法　15, 115

▼や行
薬物

——と行動活性化　13, 27, 97
——に関して頻繁に尋ねられる質問　46

▼ら行
リスクアセスメント　86
レヴィンソン，ピーター・M　8
レーム，リン・P　10

▼アルファベット
ABC　69, 70
ACTION　130, 204
ACTIVATE　191, 208
RCA　152
TRAC　203
TRAP　203

監訳者あとがき

　本書は、マーテル、ディミジアン、ハーマン-ダンによる *Behavioral Activation for Depression: A Clinician's Guide* の日本語訳で、うつ病の行動活性化に関する治療者のためのガイドブックです。

　行動活性化は、いわゆる認知行動療法 (behavioral and cognitive therapies) の新しい流れの1つとして位置づけられています。クライエント1人ひとりが自分の人生を積極的、活動的に生きていくように介入することで、うつ病を克服していく治療法です。機能分析という認知行動療法の本流に位置するような考え方に基づいていますが、シンプルな治療構造であるために、認知行動療法の実践家だけでなく一般臨床家にとっても、うつ病の治療に困ったときに助けとなるアプローチです。

　本書には、うつ病に対して行動活性化を実施するために必要なすべてのことが書かれています。この治療法の歴史、基礎理論、アセスメント、治療計画、活性化技法の適用法、さらにはトラブルへの対処法や再発予防法までが詳述されています。しかも、随所に事例を紹介しながら本文が展開していますので、臨床の実際を生き生きとイメージしながら読み進めることが可能です。

　筆頭著者であるマーテル氏は、関西学院大学の松見淳子先生がニューヨークのホフストラ大学で教鞭をとっておられた頃の、博士課程臨床心理学-学校心理学コースの教え子で、松見先生が彼の博士論文の主査だったということを、偶然知りました。松見先生には、中京大学大学院の非常勤講師として長らくお世話になっていましたが、アメリカの学会でマーテル氏（松見先生は親しみを込めて「クリスさん」と呼んでおられました）と会われた際に、本書がアメリカで好評を博しているということを、直接お聞きになられたそうです。もちろんマーテル氏は、今や押しも押されもしない行動活性化の臨床と研究の第一人者です。

　本書の翻訳は、私が現在勤務する中京大学の大学院生、修了生、そして中京認知行動療法研究会で知り合った仲間たちを中心に進めました。実は、本書のほかにも行動活性化に関する英書の輪読を大学院生と行っていましたが、この治療法への理解が深まるにつれ、日本の臨床家にこの治療法のよさを紹介したいという

気持ちが生まれてきました。翻訳などという仕事は無縁なものだと考えていた私でしたが、行動療法臨床を学ぶ上で20代の頃からお世話になっていた、さわら病院の山上敏子先生に相談し、創元社に出版を依頼することにしました。

　偶然は重なるものですね。アディスとマーテルの『うつを克服するための行動活性化練習帳――認知行動療法の新しい技法』が、国立精神・神経医療研究センター、認知行動療法センターの大野裕先生と広島大学医学部の岡本泰昌先生の手によって創元社から出版されることを、そのとき知りました。うつに苦しむ人々のためのセルフヘルプのワークブックです。治療者ガイドブックである本書とは姉妹関係にあります。このような理由から、大野先生には監訳者としての協力を仰ぎつつ、温かい支援をしていただきました。岡本先生には翻訳作業中であった原稿を見せていただき、訳語を統一する参考にさせていただきました。

　このような道をたどりながら、ようやく『セラピストのための行動活性化ガイドブック――うつ病を治療する10の中核原則』として本書を出版することができました。本書がうつ病に罹患した人々を幸せに導くガイドブックとして、少しでも寄与することを願ってやみません。

　最後になりましたが、出版に際しましては、本書の企画から草稿の段階まで丁寧に対応していただきました創元社編集部の渡辺明美さん、ならびに編集にご尽力いただきました柏原隆宏さんに心から感謝申し上げます。ありがとうございました。

2013年5月

坂井　誠

《著者略歴》

クリストファー・R・マーテル （Christopher R. Martell, PhD, ABPP）
ワシントン大学精神医学・行動科学部および心理学部の臨床准教授。うつ病の行動活性化に関する基礎研究および臨床研究の第一人者である。行動活性化の普及のために、ワークショップの企画ならびに講師として国際的に活躍している。

ソナ・ディミジアン （Sona Dimidjian, PhD）
コロラド大学心理学部の助教授。うつ病の治療と予防を研究している。行動活性化の専門家であると同時に、マインドフルネス瞑想の専門家でもある。ワークショップの企画ならびに講師として国際的に活躍している。

ルース・ハーマン−ダン （Ruth Herman-Dunn, PhD）
シアトルで個人開業をするとともに、ワシントン大学心理学部の臨床指導者として、大学院生のスーパーバイズを行っている。行動活性化や弁証法的行動療法の無作為割り付け試験のリサーチセラピストとしても活躍している。

《監訳者略歴》

坂井　誠 （さかい・まこと）
1955年生まれ。関西大学大学院文学研究科修了。佐賀医科大学技官・助手、愛知教育大学助教授・教授を経て、現在、中京大学心理学部教授。博士（医学）、公認心理師、臨床心理士、専門行動療法士。著訳書に『セラピストのためのエクスポージャー療法ガイドブック』（監訳、創元社）、『公認心理師の基礎と実践3　臨床心理学概論』（共著、遠見書房）など。

大野　裕 （おおの・ゆたか）
1950年生まれ。慶応義塾大学医学部卒業。コーネル大学医学部、ペンシルバニア大学医学部留学。慶應義塾大学教授を経て、独立行政法人国立精神・神経医療研究センター認知行動療法センター長（現在顧問）。現在、認知行動療法研修開発センター理事長。医学博士。著書に『こころが晴れるノート』（創元社）他、多数。

《訳者一覧》

山本竜也（神戸松蔭女子学院大学人間科学部講師）	序文・はじめに
国里愛彦（専修大学人間科学部教授）	第1章
首藤祐介（立命館大学総合心理学部准教授）	第2章
木村諭史（元奈良女子大学）	第3章
西山佳子（元鈴鹿医療科学大学）	第4章
西村勇人（上林記念病院心理療法科）	第5章
大澤香織（甲南大学文学部教授）	第6章
村松由美（みつわクリニック）	第7章
髙橋亜希（中京大学心理学部非常勤講師）	第8章
小関俊祐（桜美林大学リベラルアーツ学群准教授）	第9章

セラピストのための行動活性化ガイドブック
うつ病を治療する10の中核原則

2013年9月10日　第1版第1刷発行
2024年5月20日　第1版第2刷発行

〈著　者〉　クリストファー・R・マーテル
　　　　　　ソナ・ディミジアン
　　　　　　ルース・ハーマン-ダン

〈監訳者〉　坂井　誠
　　　　　　大野　裕

〈発行者〉　矢部敬一

〈発行所〉　株式会社 創元社
　　　　　　本　　社　〒541-0047 大阪市中央区淡路町4-3-6
　　　　　　　　　　　TEL.06-6231-9010（代）　FAX.06-6233-3111（代）
　　　　　　東京支店　〒101-0051 東京都千代田区神田神保町1-2
　　　　　　　　　　　　　　　　　　　　　　　　　　　田辺ビル
　　　　　　　　　　　TEL.03-6811-0662（代）
　　　　　　https://www.sogensha.co.jp/

〈印刷所〉　亜細亜印刷 株式会社

装丁・本文デザイン　長井究衡

©2013, Printed in Japan　ISBN978-4-422-11568-9 C3011
〈検印廃止〉

落丁・乱丁のときはお取り替えいたします。

JCOPY〈出版者著作権管理機構 委託出版物〉

本書の無断複製は著作権法上での例外を除き禁じられています。複製される場合は、そのつど事前に、出版者著作権管理機構（電話 03-5244-5088、FAX 03-5244-5089、e-mail: info@jcopy.or.jp）の許諾を得てください。

うつを克服するための行動活性化練習帳
認知行動療法の新しい技法

マイケル・E・アディス、クリストファー・R・マーテル［著］
大野裕、岡本泰昌［監訳］
うつの行動活性化療法研究会［訳］

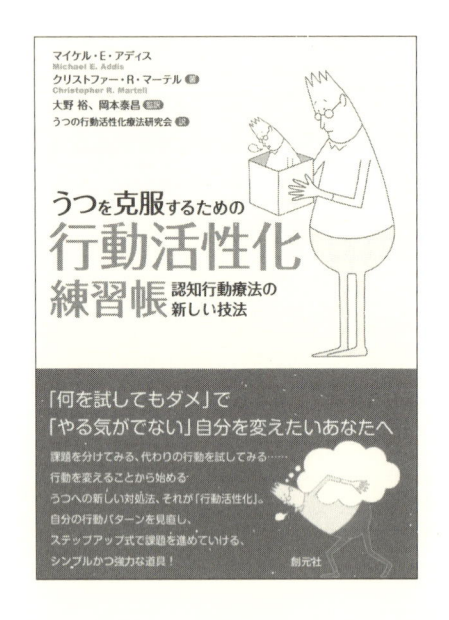

認知行動療法の新たな技法として注目されている「行動活性化」に自分で取り組むための書き込み式ワークブック。楽しみや達成感を感じられる行動を少しずつ増やしていけるように工夫された練習問題を数多く掲載。段階的に行動を変えることで、苦しいうつからの脱出をめざす。

A5判・176頁・定価2,530円（税込）
ISBN978-4-422-11529-0